REGLAMENTO SANITARIO INTERNACIONAL (2005)

TERCERA EDICIÓN

REGLAMENTO SANITARIO INTERNACIONAL (2005)

TERCERA EDICIÓN

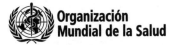

Organización Mundial de la Salud

GINEBRA
2016

Catalogación por la Biblioteca de la OMS:

Reglamento sanitario internacional (2005): 3ª ed.

1.Salud Global. 2.Internacionalidad. 3.Notificación de Enfermedad. 4.Control de Enfermedades Transmisibles.
5.Cooperación Internacional. I.Organización Mundial de la Salud.

ISBN 978 92 4 358049 4   (Clasificación NLM: W 32.1)

ÍNDICE

REGLAMENTO SANITARIO INTERNACIONAL (2005)

ANEXOS

APÉNDICES

PREFACIO

Una responsabilidad fundamental e histórica de la Organización Mundial de la Salud ha sido la gestión de la acción mundial contra la propagación internacional de las enfermedades. Conforme a los Artículos 21(*a*) y 22 de la Constitución de la OMS, la Asamblea Mundial de la Salud está facultada para adoptar reglamentos «destinados a prevenir la propagación internacional de enfermedades», que, una vez adoptados por la Asamblea de la Salud, entran en vigor para todos los Estados Miembros de la OMS, excepto aquellos que expresamente los rechacen dentro del plazo estipulado.

El Reglamento Sanitario Internacional («RSI» o «Reglamento») fue adoptado por la Asamblea de la Salud en 1969,[1] con el precedente del Reglamento Sanitario Internacional (International Sanitary Regulations) adoptado por la Cuarta Asamblea Mundial de la Salud en 1951. El Reglamento de 1969, que inicialmente abarcaba seis «enfermedades cuarentenables», fue modificado en 1973[2] y 1981,[3] fundamentalmente para reducir de seis a tres el número de enfermedades comprendidas (fiebre amarilla, peste y cólera) y para reflejar la erradicación mundial de la viruela.

Teniendo en cuenta el aumento de los viajes y el comercio internacionales, así como la aparición y reaparición de amenazas de enfermedades y otros riesgos para la salud pública de alcance internacional, la 48ª Asamblea Mundial de la Salud, celebrada en 1995, pidió que se emprendiera una revisión sustancial del Reglamento adoptado en 1969.[4] En su resolución WHA48.7, la Asamblea de la Salud pidió al Director General que adoptara medidas para preparar esa revisión, reclamando una amplia participación y cooperación en el proceso.

Después de un extenso trabajo preliminar sobre la revisión realizado por la Secretaría de la OMS en estrecha consulta con los Estados Miembros de la OMS, organizaciones internacionales y otros asociados pertinentes, y aprovechando la dinámica creada por la aparición del síndrome respiratorio agudo severo (primera emergencia de salud pública de alcance mundial del siglo XXI),[5] la Asamblea de la Salud estableció en 2003 un Grupo de Trabajo Intergubernamental abierto a la participación de todos los Estados Miembros para examinar un proyecto de revisión del Reglamento y recomendarlo a la Asamblea de la Salud.[6] El RSI (2005) fue adoptado por la 58ª Asamblea Mundial de la Salud el 23 de mayo de 2005[7] y entró en vigor el 15 de junio de 2007.

La finalidad y el alcance del RSI (2005) son «prevenir la propagación internacional de enfermedades, proteger contra esa propagación, controlarla y darle una respuesta de salud pública proporcionada y restringida a los riesgos para la salud pública y evitando al mismo tiempo las interferencias innecesarias con el tráfico y el comercio internacionales». El RSI (2005) presenta una serie de novedades, entre las que cabe citar: *a*) un alcance que no se limita a tal o cual enfermedad o modalidad de transmisión en concreto, sino que abarca «toda dolencia o afección médica, cualquiera sea su origen o procedencia, que entrañe o pueda entrañar un

---

[1] Véase Actas Oficiales de la OMS, n.º 176, 1969, resolución WHA22.46 y anexo 1.
[2] Véase Actas Oficiales de la OMS, n.º 209, 1973, resolución WHA26.55.
[3] Véase el documento WHA34/1981/REC/1, resolución WHA34.13; véase también Actas Oficiales de la OMS, Nº 217, 1974, resolución WHA27.45, y resolución EB67.R13, Modificación del Reglamento Sanitario Internacional (1969).
[4] Véase la resolución WHA48.7.
[5] Véase la resolución WHA56.29.
[6] Véase la resolución WHA56.28.
[7] Véase la resolución WHA58.3.

daño importante para el ser humano»; *b*) la obligación de los Estados Partes de instalar un mínimo de capacidades básicas en materia de salud pública; *c*) la obligación de los Estados Partes de notificar a la OMS los eventos que puedan constituir una emergencia de salud pública de importancia internacional de acuerdo con criterios definidos; *d*) disposiciones que autorizan a la OMS a tomar en consideración las noticias oficiosas acerca de eventos de salud pública y solicitar a los Estados Partes la verificación de esos eventos; *e*) procedimientos para que el Director General determine la existencia de una «emergencia de salud pública de importancia internacional» y formule las recomendaciones temporales correspondientes, después de haber tenido en cuenta la opinión de un Comité de Emergencias; *f*) la protección de los derechos humanos de los viajeros y otras personas; y *g*) el establecimiento de Centros Nacionales de Enlace para el RSI y Puntos de Contacto de la OMS para el RSI, encargados de tramitar las comunicaciones urgentes entre los Estados Partes y la OMS.

Al no limitar la aplicación del RSI (2005) a enfermedades determinadas, se pretende que el Reglamento mantenga su pertinencia y aplicabilidad durante muchos años, aun frente a la evolución continua de las enfermedades y de los factores que determinan su aparición y transmisión. En las disposiciones del RSI (2005) se han revisado y actualizado muchas de las funciones técnicas y otras funciones de orden normativo, en particular los certificados relativos a los viajes y el transporte internacionales, así como los requisitos concernientes a puertos, aeropuertos y pasos fronterizos terrestres internacionales.

Añadido al prefacio de la segunda edición

Esta segunda edición contiene el texto del RSI (2005), el texto de la resolución WHA58.3 de la Asamblea Mundial de la Salud, la versión de la Parte Sanitaria de la Declaración General de Aeronave que entró en vigor el 15 de julio de 2007, y apéndices en los que figuran una lista de los Estados Partes así como las reservas y otras comunicaciones de los Estados Partes en relación con el RSI (2005).

Añadido al prefacio de la tercera edición

Esta tercera edición contiene la primera enmienda al RSI (2005): una revisión del anexo 7 adoptada en la 67.ª Asamblea Mundial de la Salud, en 2014. La enmienda estipula que la protección conferida por la vacunación con una vacuna aprobada contra la fiebre amarilla, y la validez del correspondiente certificado, es para toda la vida de la persona vacunada y no solo para un periodo de diez años como sucedía antes. De conformidad con la Constitución de la OMS y el RSI (2005), esta enmienda entra en vigor para todos los Estados Partes el 11 de julio de 2016. La enmienda no fue objeto de reservas ni recusaciones por parte de ningún Estado Parte en el periodo establecido por el RSI (2005). En la presente edición también se actualiza el apéndice 1, que contiene la lista de Estados Partes en el RSI (2005), en la que ahora se incluyen Liechtenstein y Sudán del Sur.

Hasta la fecha de celebración de la 69.ª Asamblea Mundial de la Salud, en 2016, se habían convocado tres Comités de Examen en virtud del RSI (2005), que habían comunicado a la Asamblea de la Salud, por conducto de la Directora General, sus conclusiones y recomendaciones acerca de aspectos esenciales del funcionamiento y la aplicación del Reglamento. Los informes de los tres Comités de Examen están disponibles en los seis idiomas oficiales en el sitio web de la OMS: http://www.who.int/ihr.

REVISIÓN DEL REGLAMENTO SANITARIO INTERNACIONAL

La 58ª Asamblea Mundial de la Salud,

Habiendo examinado el proyecto de Reglamento Sanitario Internacional;[1]

Teniendo presentes los Artículos 2(k), 21(a) y 22 de la Constitución de la OMS;

Recordando la referencia que se hace a la necesidad de revisar y actualizar el Reglamento Sanitario Internacional en las resoluciones WHA48.7, sobre revisión y actualización del Reglamento Sanitario Internacional, WHA54.14, sobre seguridad sanitaria mundial: alerta y respuesta ante epidemias, WHA55.16, sobre respuesta mundial de salud pública a la aparición natural, la liberación accidental o el uso deliberado de agentes biológicos y químicos o de material radionuclear que afecten a la salud, WHA56.28, sobre revisión del Reglamento Sanitario Internacional, y WHA56.29, sobre el síndrome respiratorio agudo severo (SRAS), con miras a responder a la necesidad de velar por la salud pública mundial;

Acogiendo con beneplácito la resolución 58/3 de la Asamblea General de las Naciones Unidas, sobre el fortalecimiento de la creación de capacidad en el ámbito de la salud pública mundial, en la que se subraya la importancia del Reglamento Sanitario Internacional y se insta a asignar alta prioridad a su revisión;

Afirmando la permanente importancia de la función de la OMS en la alerta ante brotes epidémicos y la respuesta ante eventos de salud pública de ámbito mundial, de conformidad con su mandato;

Subrayando la continua importancia del Reglamento Sanitario Internacional como el instrumento neurálgico en la lucha mundial contra la propagación internacional de enfermedades;

Encomiando la conclusión satisfactoria de la labor del Grupo de Trabajo Intergubernamental sobre la Revisión del Reglamento Sanitario Internacional,

1. ADOPTA el Reglamento Sanitario Internacional revisado que acompaña a la presente resolución, que se denominará «Reglamento Sanitario Internacional (2005)»;

---

[1] Véase el documento A58/4.

2. EXHORTA a los Estados Miembros y al Director General a que apliquen plenamente el Reglamento Sanitario Internacional (2005), de conformidad con la finalidad y el alcance expuestos en el artículo 2 y con los principios consagrados en el artículo 3;

3. DECIDE, a los efectos del párrafo 1 del artículo 54 del Reglamento Sanitario Internacional (2005), que los Estados Partes y el Director General presenten su primer informe a la 61ª Asamblea Mundial de la Salud, y que en esa ocasión la Asamblea de la Salud estudie el calendario para la presentación de esos informes en el futuro y lleve a cabo el primer examen del funcionamiento del Reglamento de conformidad con el párrafo 2 del artículo 54;

4. DECIDE ASIMISMO que, a los efectos del párrafo 1 del artículo 14 del Reglamento Sanitario Internacional (2005), las otras organizaciones intergubernamentales u órganos internacionales competentes con los que se prevé que la OMS coopere y coordine sus actividades, según proceda, comprenderán los siguientes: las Naciones Unidas, la Organización Internacional del Trabajo, la Organización de las Naciones Unidas para la Agricultura y la Alimentación, el Organismo Internacional de Energía Atómica, la Organización de Aviación Civil Internacional, la Organización Marítima Internacional, el Comité Internacional de la Cruz Roja, la Federación Internacional de Sociedades de la Cruz Roja y de la Media Luna Roja, la Asociación de Transporte Aéreo Internacional, la Federación Naviera Internacional, y el *Office international des Epizooties*;

5. INSTA a los Estados Miembros:

1) a que creen, refuercen y mantengan las capacidades prescritas en el Reglamento Sanitario Internacional (2005), y movilicen los recursos necesarios a tal efecto;

2) a que colaboren activamente entre sí y con la OMS de conformidad con las disposiciones pertinentes del Reglamento Sanitario Internacional (2005), a fin de velar por su aplicación efectiva;

3) a que presten a los países en desarrollo y los países con economías en transición el apoyo que éstos soliciten para crear, fortalecer y mantener las capacidades de salud pública prescritas en el Reglamento Sanitario Internacional (2005);

4) a que, en tanto no entre en vigor el Reglamento Sanitario Internacional (2005), adopten todas las medidas apropiadas para promover su finalidad y en última instancia su aplicación, incluido el establecimiento de las capacidades de salud pública y las disposiciones jurídicas y administrativas

necesarias y, en particular, inicien el proceso de introducción del uso del instrumento de decisión que figura en el anexo 2;

6. PIDE al Director General:

1) que notifique con prontitud la adopción del Reglamento Sanitario Internacional (2005), de conformidad con el párrafo 1 de su artículo 65;

2) que informe de la adopción del Reglamento Sanitario Internacional (2005) a otras organizaciones intergubernamentales u órganos internacionales competentes y, cuando proceda, coopere con ellos en la actualización de sus normas y patrones, y coordine con ellos las actividades que la OMS lleve a cabo en virtud del Reglamento Sanitario Internacional (2005), a fin de velar por la aplicación de medidas adecuadas para proteger la salud pública y reforzar la respuesta mundial a la propagación internacional de enfermedades;

3) que remita a la Organización de Aviación Civil Internacional (OACI) las modificaciones que se recomienda introducir en la Parte Sanitaria de la Declaración General de Aeronave[1] y, cuando la OACI haya revisado la Declaración General de Aeronave, informe a la Asamblea de la Salud y sustituya el texto del anexo 9 del Reglamento Sanitario Internacional (2005) por la Parte Sanitaria de la Declaración General de Aeronave revisada por la OACI;

4) que cree y refuerce las capacidades de la OMS para desempeñar plena y efectivamente las funciones que se le encomiendan en el Reglamento Sanitario Internacional (2005), en particular mediante operaciones sanitarias estratégicas para prestar apoyo a los países en la detección y evaluación de emergencias de salud pública y la adopción de las correspondientes medidas de respuesta;

5) que colabore con los Estados Partes en el Reglamento Sanitario Internacional (2005), según proceda, incluso mediante la prestación o facilitación de cooperación técnica y apoyo logístico;

6) que, en la medida de lo posible, colabore con los Estados Partes en la movilización de recursos financieros para prestar apoyo a los países en desarrollo con miras a crear, fortalecer y mantener las capacidades prescritas en el Reglamento Sanitario Internacional (2005);

---

[1] Documento A58/41 Add.2.

7) que, en consulta con los Estados Miembros, elabore directrices para la aplicación de las medidas sanitarias en los pasos fronterizos terrestres de conformidad con el artículo 29 del Reglamento Sanitario Internacional (2005);

8) que establezca el Comité de Examen del Reglamento Sanitario Internacional (2005) de conformidad con el artículo 50 del Reglamento;

9) que adopte de inmediato medidas encaminadas a preparar directrices para la aplicación y evaluación del instrumento de decisión incluido en el Reglamento Sanitario Internacional (2005), en particular la elaboración de un procedimiento para el examen de su funcionamiento, que se someterá a la consideración de la Asamblea de la Salud con arreglo al párrafo 3 del artículo 54 del Reglamento;

10) que adopte medidas para establecer una Lista de Expertos del Reglamento Sanitario Internacional e invite a que se presenten propuestas para la inclusión de expertos en ella, con arreglo al artículo 47 del Reglamento Sanitario Internacional (2005).

REGLAMENTO SANITARIO INTERNACIONAL (2005)

TÍTULO I - DEFINICIONES, FINALIDAD Y ALCANCE, PRINCIPIOS, Y AUTORIDADES RESPONSABLES

Artículo 1 Definiciones

1. En la aplicación del presente Reglamento Sanitario Internacional (en adelante el «RSI» o el «Reglamento»):

«aeronave» significa una aeronave que efectúa un viaje internacional;

«aeropuerto» significa todo aeropuerto al que llegan o del que salen vuelos internacionales;

«afectado» significa personas, equipajes, cargas, contenedores, medios de transporte, mercancías, paquetes postales o restos humanos que están infectados o contaminados, o que son portadores de fuentes de infección o contaminación, de modo tal que constituyen un riesgo para la salud pública;

«aislamiento» significa la separación de los demás de personas enfermas o contaminadas o de equipajes, contenedores, medios de transporte, mercancías, paquetes postales afectados, con objeto de prevenir la propagación de una infección y/o contaminación;

«autoridad competente» significa una autoridad responsable de la puesta en práctica y la aplicación de medidas sanitarias con arreglo al presente Reglamento;

«carga» significa mercancías trasladadas en un medio de transporte o en un contenedor;

«Centro Nacional de Enlace para el RSI» significa el centro nacional, designado por cada Estado Parte, con el que se podrá establecer contacto en todo momento para recibir las comunicaciones de los Puntos de Contacto de la OMS para el RSI previstos en el Reglamento;

«contaminación» significa la presencia de cualquier agente o material infeccioso o tóxico en la superficie corporal de una persona o animal, en un producto preparado para el consumo o en otros objetos inanimados, incluidos los medios de transporte, que puede constituir un riesgo para la salud pública;

«contenedor» significa un embalaje para transporte:

a)   de material duradero y, por tanto, de resistencia suficiente para permitir su empleo repetido;

b)   especialmente diseñado para facilitar el transporte de mercancías en uno o varios tipos de vehículo, sin necesidad de operaciones intermedias de embalado y desembalado;

c)   con dispositivos que facilitan su manejo, particularmente durante el trasbordo de un vehículo a otro; y

d)   especialmente diseñado para que resulte fácil llenarlo y vaciarlo;

«cuarentena» significa la restricción de las actividades y/o la separación de los demás de personas que no están enfermas, pero respecto de las cuales se tienen sospechas, o de equipajes, contenedores, medios de transporte o mercancías sospechosos, de forma tal que se prevenga la posible propagación de la infección o contaminación;

«datos personales» significa cualquier información relativa a una persona física identificada o identificable;

«descontaminación» significa el procedimiento mediante el cual se adoptan medidas sanitarias para eliminar cualquier agente o material infeccioso o tóxico presentes en la superficie corporal de una persona o animal, en un producto preparado para el consumo o en otros objetos inanimados, incluidos los medios de transporte, que pueda constituir un riesgo para la salud pública;

«desinfección» significa el procedimiento mediante el cual se adoptan medidas sanitarias para controlar o eliminar agentes infecciosos presentes en la superficie de un cuerpo humano o animal o en equipajes, cargas, contenedores, medios de transporte, mercancías o paquetes postales mediante su exposición directa a agentes químicos o físicos;

«desinsectación» significa el procedimiento mediante el cual se adoptan medidas sanitarias para controlar o eliminar insectos vectores de enfermedades humanas en equipajes, cargas, contenedores, medios de transporte, mercancías o paquetes postales;

«desratización» significa el procedimiento mediante el cual se adoptan medidas sanitarias para controlar o matar los roedores vectores de enfermedades humanas presentes en los equipajes, cargas, contenedores, medios de transporte, instalaciones, mercancías o paquetes postales en el punto de entrada;

«Director General» significa el Director General de la Organización Mundial de la Salud;

«embarcación» significa la embarcación de navegación marítima o interior que efectúa un viaje internacional;

«emergencia de salud pública de importancia internacional» significa un evento extraordinario que, de conformidad con el presente Reglamento, se ha determinado que:

i) constituye un riesgo para la salud pública de otros Estados a causa de la propagación internacional de una enfermedad, y

ii) podría exigir una respuesta internacional coordinada;

«enfermedad» significa toda dolencia o afección médica, cualquiera sea su origen o procedencia, que entrañe o pueda entrañar un daño importante para el ser humano;

«equipaje» significa los efectos personales de un viajero;

«evento» significa la manifestación de una enfermedad o un suceso potencialmente patógeno;

«examen médico» significa la evaluación preliminar de una persona por un agente de salud autorizado u otra persona bajo la supervisión directa de la autoridad competente para determinar el estado de salud de la persona y el riesgo de salud pública que podría entrañar para otras, y puede incluir el examen de los documentos sanitarios y un examen físico si así lo justifican las circunstancias del caso;

«infección» significa la entrada y desarrollo o multiplicación de un agente infeccioso en el cuerpo de una persona o animal que puede constituir un riesgo para la salud pública;

«inspección» significa el examen por la autoridad competente, o bajo su supervisión, de zonas, equipajes, contenedores, medios de transporte, instalaciones, mercancías o paquetes postales, incluidos los datos y la documentación pertinentes, para determinar si existe un riesgo para la salud pública;

«intrusivo» significa que posiblemente molesta porque entraña un contacto o una pregunta de carácter íntimo;

«invasivo» significa que conlleva una punción o incisión en la piel o la inserción de un instrumento o material extraño en el cuerpo o el examen de una cavidad corporal. A los efectos del presente Reglamento, el examen médico de los oídos, la nariz o la boca, la toma de temperatura con termómetro de oído, boca o piel o con equipo óptico térmico; el reconocimiento médico; la auscultación; la palpación externa; la retinoscopia; la obtención externa de muestras de orina, heces o saliva; la medición externa de la presión arterial; y la electrocardiografía se considerarán no invasivos;

«libre plática» significa la autorización, en el caso de una embarcación, para entrar en un puerto, embarcar o desembarcar, descargar o cargar suministros o carga; en el caso de una aeronave, después del aterrizaje, la autorización para embarcar o desembarcar, descargar o cargar suministros o carga; y en el caso de un vehículo de transporte terrestre, después de su llegada, la autorización para embarcar o desembarcar, descargar o cargar suministros o carga;

«llegada» de un medio de transporte significa:

a) en el caso de una embarcación de navegación marítima, la llegada a un puerto o el anclaje en la zona de un puerto reservada para ello;

b) en el caso de una aeronave, la llegada a un aeropuerto;

c) en el caso de una embarcación de navegación interior que efectúa un viaje internacional, la llegada a un punto de entrada;

d) en el caso de un tren o vehículo de carretera, la llegada a un punto de entrada;

«medida sanitaria» significa todo procedimiento aplicado para prevenir la propagación de enfermedades o contaminación; una medida sanitaria no comprende medidas de policía ni de seguridad del Estado;

«medio de transporte» significa cualquier aeronave, embarcación, tren, vehículo de carretera u otro que efectúa un viaje internacional;

«mercancías» significa los productos tangibles, incluso animales y plantas, transportados en un viaje internacional, incluidos los destinados al uso a bordo de un medio de transporte;

«observación de salud pública» significa la vigilancia del estado de salud de un viajero a lo largo del tiempo con el fin de determinar el riesgo de transmisión de enfermedades;

«operador de medios de transporte» significa la persona física o jurídica a cargo de un medio de transporte o su agente;

«Organización» u «OMS» significa la Organización Mundial de la Salud;

«paquete postal» significa todo objeto o paquete con dirección de destino, transportado internacionalmente por servicio de correos o de mensajería;

«paso fronterizo terrestre» significa un punto de entrada terrestre a un Estado Parte, inclusive los utilizados por vehículos de carretera y trenes;

«persona enferma» significa persona que sufre o está afectada por una dolencia física que puede suponer un riesgo para la salud pública;

«principios científicos» significa las leyes y hechos fundamentales aceptados de la naturaleza conocidos por medio de los métodos de la ciencia;

«pruebas científicas» significa la información que ofrece pruebas basadas en los métodos establecidos y aceptados de la ciencia;

«puerto» significa un puerto marítimo o un puerto situado en una masa de agua interior al que llegan o del que salen embarcaciones que efectúan un viaje internacional;

«Punto de Contacto de la OMS para el RSI» significa la unidad de la OMS con la que se podrá establecer contacto en cualquier momento para la comunicación con los Centros Nacionales de Enlace para el RSI;

«punto de entrada» significa un paso para la entrada o salida internacionales de viajeros, equipajes, cargas, contenedores, medios de transporte, mercancías y paquetes postales, así como los organismos y áreas que presten servicios para dicha entrada o salida;

«recomendación» y «recomendado» hacen referencia a las recomendaciones temporales o permanentes formuladas con arreglo al presente Reglamento;

«recomendación permanente» significa la opinión no vinculante con respecto a determinados riesgos continuos para la salud pública que emite la OMS conforme al artículo 16 sobre las medidas sanitarias apropiadas, de aplicación ordinaria o periódica, que es preciso adoptar a fin de prevenir o reducir la propagación internacional de una enfermedad con un mínimo de trabas para el tráfico internacional;

«recomendación temporal» significa la opinión no vinculante que emite la OMS conforme al artículo 15 con respecto a las medidas sanitarias apropiadas que es preciso aplicar, de forma temporal y según cada riesgo concreto, en respuesta a una emergencia de salud pública de importancia internacional, de manera que permita prevenir o reducir la propagación internacional de una enfermedad con un mínimo de trabas para el tráfico internacional;

«reservorio» significa cualquier animal, planta o sustancia en la que vive normalmente un agente infeccioso y cuya presencia puede constituir un riesgo para la salud pública;

«residencia permanente» significa lo que establezca al respecto la legislación nacional del Estado Parte de que se trate;

«residencia temporal» significa lo que establezca al respecto la legislación nacional del Estado Parte de que se trate;

«riesgo para la salud pública» significa la probabilidad de que se produzca un evento que puede afectar adversamente a la salud de las poblaciones humanas, considerando en particular la posibilidad de que se propague internacionalmente o pueda suponer un peligro grave y directo;

«salida» significa, para personas, equipajes, cargas, medios de transporte o mercancías, el acto de abandonar un territorio;

«sospechoso» hace referencia a toda persona, equipaje, carga, contenedor, medio de transporte, mercancía o paquete postal que un Estado Parte considere que haya estado o podría haber estado expuesto a un riesgo para la salud pública y sea una posible fuente de propagación adicional de enfermedades;

«tráfico internacional» significa el movimiento de viajeros, equipajes, cargas, contenedores, medios de transporte, mercancías o paquetes postales a través de una frontera internacional, con inclusión del comercio internacional;

«tripulación» significa las personas a bordo de un medio de transporte que no son pasajeros;

«vector» significa todo insecto u otro animal que normalmente sea portador de un agente infeccioso que constituya un riesgo para la salud pública;

«vehículo de carretera» significa vehículo de transporte terrestre distinto del ferrocarril;

«vehículo de transporte terrestre» significa cualquier medio motorizado para el transporte terrestre que efectúa un viaje internacional, incluidos los trenes, autocares, camiones y automóviles;

«verificación» significa el suministro de información por un Estado Parte a la OMS en la que se confirma la situación de un evento en el territorio o territorios de ese Estado Parte;

«viaje internacional» significa:

a) tratándose de un medio de transporte, un viaje entre puntos de entrada situados en los territorios de Estados distintos o un viaje entre puntos de entrada situados en el territorio o los territorios de un mismo Estado, si el medio de transporte entra en contacto durante el viaje con el territorio de cualquier otro Estado, pero sólo en lo referente a esos contactos;

b) en el caso de un viajero, un viaje que comprende la entrada en el territorio de un Estado distinto del Estado en que este viajero ha empezado el viaje;

«viajero» significa toda persona física que realiza un viaje internacional;

«vigilancia» significa la compilación, comparación y análisis de datos de forma sistemática y continua para fines relacionados con la salud pública, y la difusión oportuna, para su evaluación y para dar la respuesta de salud pública que sea procedente;

«zona afectada» significa un lugar geográfico respecto del cual la OMS ha recomendado específicamente medidas sanitarias de conformidad con el presente Reglamento;

«zona de carga de contenedores» significa un lugar o instalación destinado a los contenedores utilizados en el tráfico internacional.

2. A menos que se especifique otra cosa, o el contexto así lo determine, en toda referencia al presente Reglamento quedan incluidos asimismo sus anexos.

Artículo 2 *Finalidad y alcance*

La finalidad y el alcance de este Reglamento son prevenir la propagación internacional de enfermedades, proteger contra esa propagación, controlarla y darle una respuesta de salud pública proporcionada y restringida a los riesgos para la salud pública y evitando al mismo tiempo las interferencias innecesarias con el tráfico y el comercio internacionales.

Artículo 3 *Principios*

1. La aplicación del presente Reglamento se hará con respeto pleno de la dignidad, los derechos humanos y las libertades fundamentales de las personas.

2. La aplicación del presente Reglamento se inspirará en la Carta de las Naciones Unidas y la Constitución de la Organización Mundial de la Salud.

3. La aplicación del presente Reglamento se inspirará en la meta de su aplicación universal para la protección de todos los pueblos del mundo frente a la propagación internacional de enfermedades.

4. De conformidad con la Carta de las Naciones Unidas y los principios del derecho internacional, los Estados tienen el derecho soberano de legislar y aplicar leyes en cumplimiento de sus políticas de salud. Al hacerlo, respetarán la finalidad del presente Reglamento.

Artículo 4 Autoridades responsables

1. Cada Estado Parte designará o establecerá un Centro Nacional de Enlace para el RSI y a las autoridades responsables, dentro de su respectiva jurisdicción, de la aplicación de medidas sanitarias de conformidad con el presente Reglamento.

2. Los Centros Nacionales de Enlace para el RSI deberán poder recibir en todo momento las comunicaciones de los Puntos de Contacto de la OMS para el RSI a que hace referencia el párrafo 3 de este artículo. Las funciones de los Centros Nacionales de Enlace para el RSI incluirán:

   a) enviar a los Puntos de Contacto de la OMS para el RSI, en nombre del Estado Parte de que se trate, comunicaciones urgentes relativas a la aplicación del presente Reglamento, en particular las previstas en los artículos 6 a 12; y

   b) difundir información a las unidades pertinentes de la administración del Estado Parte de que se trate, incluidas las responsables de la vigilancia y la presentación de informes, los puntos de entrada, los servicios de salud pública, los dispensarios y hospitales y otros departamentos del gobierno, y recibir información de ellas.

3. La OMS designará Puntos de Contacto para el RSI, que deberán poder comunicarse en todo momento con los Centros Nacionales de Enlace para el RSI. Los Puntos de Contacto de la OMS para el RSI enviarán las comunicaciones urgentes relativas a la aplicación del presente Reglamento, en particular las previstas en los artículos 6 a 12, a los Centros Nacionales de Enlace para el RSI de los Estados Partes de que se trate. Los Puntos de Contacto de la OMS para el RSI podrán ser designados por la OMS en la Sede o en el plano regional de la Organización.

4. Los Estados Partes facilitarán a la OMS información detallada sobre la forma de enlazar con sus Centros Nacionales de Enlace para el RSI y la OMS

proporcionará a los Estados Partes información detallada sobre la forma de enlazar con los Puntos de Contacto de la OMS para el RSI. Esta información será actualizada de forma continua y confirmada anualmente. La OMS pondrá a disposición de todos los Estados Partes la información detallada sobre las señas de contacto de los Centros Nacionales de Enlace para el RSI que reciba en cumplimiento del presente artículo.

TÍTULO II - INFORMACIÓN Y RESPUESTA DE SALUD PÚBLICA

Artículo 5   Vigilancia

1.   Cada Estado Parte desarrollará, reforzará y mantendrá, lo antes posible, pero a más tardar cinco años después de la fecha de entrada en vigor del presente Reglamento para ese Estado Parte, la capacidad de detectar, evaluar y notificar eventos de conformidad con el presente Reglamento, y presentar informes sobre ellos, según lo previsto en el anexo 1.

2.   Después de la evaluación a que se hace referencia en el párrafo 2 de la parte A del anexo 1, un Estado Parte podrá presentar a la OMS información basada en una necesidad justificada y un plan de aplicación, y obtener así dos años de prórroga para cumplir con las obligaciones establecidas en el párrafo 1 del presente artículo.   En circunstancias excepcionales y respaldado por un nuevo plan de aplicación, el Estado Parte podrá solicitar al Director General una nueva prórroga de no más de dos años; este último decidirá al respecto teniendo en cuenta el asesoramiento técnico del Comité establecido de conformidad con el artículo 50 (en adelante denominado «Comité de Examen»).   Después del periodo mencionado en el párrafo 1 del presente artículo, el Estado Parte que haya obtenido una prórroga informará anualmente a la OMS sobre los progresos realizados hacia la aplicación plena.

3.   La OMS proporcionará asistencia a los Estados Partes, a petición, en el desarrollo, el reforzamiento y el mantenimiento de las capacidades a que hace referencia el párrafo 1 del presente artículo.

4.   La OMS recopilará información sobre eventos a través de sus actividades de vigilancia y evaluará su potencial de provocar una propagación internacional de enfermedades y su posible interferencia con el tráfico internacional.   La información que la OMS reciba en virtud de este párrafo se manejará de conformidad con lo dispuesto en los artículos 11 y 45 cuando proceda.

Artículo 6   Notificación

1.   Cada Estado Parte evaluará los eventos que se produzcan en su territorio valiéndose del instrumento de decisión a que hace referencia el anexo 2.   Cada Estado Parte notificará a la OMS por el medio de comunicación más eficiente de que disponga, a través del Centro Nacional de Enlace para el RSI, y antes de que transcurran 24 horas desde que se haya evaluado la información concerniente a la salud pública, todos los eventos que ocurran en su territorio y que puedan constituir una emergencia de salud pública de importancia internacional de conformidad con el instrumento de decisión, así como toda medida sanitaria aplicada en respuesta a esos eventos.   Si la notificación recibida por la OMS comprende algo que sea de la competencia del Organismo Internacional de Energía Atómica (OIEA), la OMS notificará inmediatamente al OIEA.

2.   Una vez cursada la notificación, el Estado Parte seguirá comunicando a la OMS información oportuna, exacta y suficientemente detallada sobre la salud pública de que disponga relativa al evento notificado, con inclusión, en lo posible, de definiciones de los casos, resultados de laboratorio, origen y tipo del riesgo, número de casos y defunciones, condiciones que influyen en la propagación de la enfermedad y las medidas sanitarias aplicadas; y notificará, cuando sea necesario, las dificultades surgidas y el apoyo necesario en la respuesta a la posible emergencia de salud pública de importancia internacional.

Artículo 7   Notificación de información durante eventos imprevistos o inusuales

Si un Estado Parte tiene pruebas de que se ha producido un evento imprevisto o inusual, cualquiera que sea su origen o procedencia, que podría constituir una emergencia de salud pública de importancia internacional, facilitará a la Organización Mundial de la Salud toda la información concerniente a la salud pública. En esos casos, se aplicarán en su totalidad las disposiciones previstas en el artículo 6.

Artículo 8   Consultas

En caso de eventos que ocurran en su territorio y que no exijan la notificación prescrita en el artículo 6, en particular aquellos sobre los que no se disponga de información suficiente para cumplimentar el instrumento de decisión, los Estados Partes podrán, no obstante, mantener a la OMS al corriente de la situación por conducto de los Centros Nacionales de Enlace para el RSI, y consultar a la Organización sobre las medidas de salud apropiadas. Las comunicaciones de este tipo se tratarán conforme a lo dispuesto en los párrafos 2 a 4 del artículo 11. El Estado Parte en cuyo territorio ocurra el evento podrá pedir a la OMS que le preste asistencia para verificar cualquier dato epidemiológico que haya podido obtener.

Artículo 9 Otros informes

1. La OMS podrá tomar en cuenta los informes procedentes de fuentes distintas de las notificaciones o consultas y evaluará esos informes con arreglo a los principios epidemiológicos establecidos; seguidamente comunicará información sobre el evento al Estado Parte en cuyo territorio presuntamente esté ocurriendo dicho evento. Antes de adoptar medida alguna sobre la base de esos informes, la OMS consultará al Estado Parte en cuyo territorio esté produciéndose presuntamente el evento y procurará obtener de ese Estado Parte la verificación del evento de conformidad con el procedimiento establecido en el artículo 10. Para ello, la OMS pondrá a disposición de los Estados Partes la información recibida, y sólo en caso de que esté debidamente justificado podrá la OMS mantener la confidencialidad de la fuente. Esa información se utilizará de conformidad con el procedimiento establecido en el artículo 11.

2. Los Estados Partes informarán a la OMS, en la medida de lo posible, antes de que transcurran 24 horas desde que hayan tenido conocimiento de ellas, de las pruebas de que se haya producido fuera de su territorio un riesgo para la salud pública que podría causar la propagación internacional de una enfermedad, puesta de manifiesto por la exportación o importación de:

a) casos humanos;

b) vectores portadores de infección o contaminación; o

c) mercancías contaminadas.

Artículo 10 Verificación

1. De conformidad con el artículo 9, la OMS solicitará a un Estado Parte que verifique los informes procedentes de fuentes distintas de las notificaciones o consultas sobre eventos que puedan constituir una emergencia de salud pública de importancia internacional que presuntamente se estén produciendo en el territorio de ese Estado. En esos casos, la OMS informará al Estado Parte interesado sobre los informes de los que solicita verificación.

2. De conformidad con el párrafo anterior y con el artículo 9, a petición de la OMS, cada Estado Parte verificará y proporcionará lo siguiente:

a)   en un plazo de 24 horas, una respuesta inicial a la petición de la OMS o un acuse de recibo de la misma;

b)   dentro de un plazo de 24 horas, la información de salud pública de que disponga sobre la situación de los eventos a los que se refiera la petición de la OMS; y

c)   información a la OMS en el contexto de una evaluación realizada al amparo del artículo 6, inclusive la información pertinente descrita en ese artículo.

3.   Cuando la OMS reciba información sobre un evento que puede constituir una emergencia de salud pública de importancia internacional, ofrecerá su colaboración al Estado Parte de que se trate para evaluar la posibilidad de propagación internacional de la enfermedad, las posibles trabas para el tráfico internacional y la idoneidad de las medidas de control. Esas actividades podrán incluir la colaboración con otras organizaciones normativas y la oferta de movilizar asistencia internacional con el fin de prestar apoyo a las autoridades nacionales para realizar evaluaciones *in situ* y coordinarlas. A petición del Estado Parte, la OMS proporcionará información en apoyo de esa oferta.

4.   Si el Estado Parte no acepta la oferta de colaboración, cuando lo justifique la magnitud del riesgo para la salud pública, la OMS podrá transmitir a otros Estados Partes la información de que disponga, alentando al mismo tiempo al Estado Parte a aceptar la oferta de colaboración de la OMS y teniendo en cuenta el parecer del Estado Parte de que se trata.

Artículo 11   Aportación de información por la OMS

1.   A reserva de lo dispuesto en el párrafo 2 del presente artículo, la OMS enviará a todos los Estados Partes y, según proceda, a las organizaciones internacionales pertinentes, tan pronto como sea posible y por el medio más eficaz de que disponga, de forma confidencial, la información concerniente a la salud pública que haya recibido en virtud de los artículos 5 a 10 inclusive y sea necesaria para que los Estados Partes puedan responder a un riesgo para la salud pública. La OMS comunicará la información a otros Estados Partes que puedan prestarles ayuda para prevenir la ocurrencia de incidentes similares.

2.   La OMS utilizará la información que reciba en virtud de los artículos 6 y 8, y del párrafo 2 del artículo 9, para los fines de verificación, evaluación y asistencia previstos en el presente Reglamento y, salvo acuerdo en contrario con los Estados a que se hace referencia en esas disposiciones, no pondrá esa información a disposición general de los demás Estados Partes mientras:

a) no se haya determinado que el evento constituye una emergencia de salud pública de importancia internacional de conformidad con el artículo 12; o

b) la OMS no haya confirmado la información que demuestre la propagación internacional de la infección o contaminación de conformidad con principios epidemiológicos aceptados; o

c) no haya pruebas de que:

   i) es improbable que las medidas de control adoptadas para impedir la propagación internacional tengan éxito debido al carácter de la contaminación, el agente de la enfermedad, el vector o el reservorio; o

   ii) el Estado Parte carezca de capacidad operativa suficiente para aplicar las medidas necesarias para impedir la propagación ulterior de la enfermedad; o

d) el carácter y el alcance del movimiento internacional de viajeros, equipajes, cargas, contenedores, medios de transporte, mercancías o paquetes postales que pueden estar afectados por la infección o contaminación no exija la aplicación inmediata de medidas internacionales de control.

3. La OMS mantendrá consultas con el Estado Parte en cuyo territorio se produce el evento acerca de su intención de difundir esa información de conformidad con las disposiciones del presente artículo.

4. Cuando se ponga a disposición de los Estados Partes, de conformidad con el presente Reglamento, la información recibida por la OMS en virtud del párrafo 2 del presente artículo, la Organización podrá también ponerla a disposición del público si ya se ha difundido públicamente otra información sobre el mismo evento y es necesario difundir información autorizada e independiente.

Artículo 12 Determinación de una emergencia de salud pública de importancia internacional

1. El Director General determinará, sobre la base de la información que reciba, y en particular la que reciba del Estado Parte en cuyo territorio se esté produciendo un evento, si el evento constituye una emergencia de salud pública de importancia internacional de conformidad con los criterios y el procedimiento previstos en el presente Reglamento.

2.   Si el Director General considera, sobre la base de la evaluación que se lleve a cabo en virtud del presente Reglamento, que se está produciendo una emergencia de salud pública de importancia internacional, mantendrá consultas con el Estado Parte en cuyo territorio se haya manifestado el evento acerca de su determinación preliminar. Si el Director General y el Estado Parte están de acuerdo sobre esta determinación, el Director General, de conformidad con el procedimiento previsto en el artículo 49, solicitará la opinión del comité que se establezca en aplicación del artículo 48 (en adelante el «Comité de Emergencias») sobre las recomendaciones temporales apropiadas.

3.   Si después de las consultas mantenidas según lo previsto en el párrafo 2 del presente artículo el Director General y el Estado Parte en cuyo territorio se haya manifestado el evento no llegan a un consenso en un plazo de 48 horas sobre si dicho evento constituye una emergencia de salud pública de importancia internacional, se tomará una determinación de conformidad con el procedimiento establecido en el artículo 49.

4.   Para determinar si un evento constituye una emergencia de salud pública de importancia internacional, el Director General considerará:

   a)   la información proporcionada por el Estado Parte;

   b)   el instrumento de decisión a que hace referencia el anexo 2;

   c)   la opinión del Comité de Emergencias;

   d)   los principios científicos así como las pruebas científicas disponibles y otras informaciones pertinentes; y

   e)   una evaluación del riesgo para la salud humana, del riesgo de propagación internacional de la enfermedad y del riesgo de trabas para el tráfico internacional.

5.   Si el Director General, después de mantener consultas con el Estado Parte en cuyo territorio ha ocurrido el evento de salud pública de importancia internacional, considera que una emergencia de salud pública de importancia internacional ha concluido, adoptará una decisión de conformidad con el procedimiento establecido en el artículo 49.

Artículo 13   Respuesta de salud pública

1.   Cada Estado Parte desarrollará, reforzará y mantendrá, lo antes posible, pero a más tardar cinco años después de la fecha de entrada en vigor del presente Reglamento para ese Estado Parte, la capacidad necesaria para

responder con prontitud y eficacia a los riesgos para la salud pública y las emergencias de salud pública de importancia internacional según lo previsto en el anexo 1. En consulta con los Estados Miembros, la OMS publicará directrices para prestar apoyo a los Estados Partes en el desarrollo de la capacidad de respuesta de salud pública.

2. Después de la evaluación a que se hace referencia en el párrafo 2 de la parte A del anexo 1, un Estado Parte podrá presentar a la OMS información basada en una necesidad justificada y un plan de aplicación y obtener así dos años de prórroga para cumplir con las obligaciones establecidas en el párrafo 1 del presente artículo. En circunstancias excepcionales y respaldado por un nuevo plan de aplicación, el Estado Parte podrá solicitar al Director General una nueva prórroga de no más de dos años; este último decidirá al respecto teniendo en cuenta el asesoramiento técnico del Comité de Examen. Después del periodo mencionado en el párrafo 1 del presente artículo, el Estado Parte que haya obtenido una prórroga informará anualmente a la OMS sobre los progresos realizados hacia la aplicación plena.

3. A petición de un Estado Parte, la OMS colaborará en la respuesta a los riesgos para la salud pública y otros eventos proporcionando orientación y asistencia técnica y evaluando la eficacia de las medidas de control adoptadas, incluida la movilización de equipos de expertos internacionales para que presten asistencia *in situ*, si procede.

4. Si la OMS, en consulta con los Estados Partes afectados, según lo previsto en el artículo 10 determina que se está produciendo una emergencia de salud pública de importancia internacional, podrá ofrecer, además del apoyo indicado en el párrafo 2 del presente artículo, otros tipos de asistencia al Estado Parte, incluida una evaluación de la gravedad del riesgo internacional y la idoneidad de las medidas de control. Esta colaboración podrá incluir la oferta de movilizar asistencia internacional con el fin de prestar apoyo a las autoridades nacionales para realizar y coordinar las evaluaciones *in situ*. A petición del Estado Parte, la OMS proporcionará información en apoyo de esa oferta.

5. Cuando la OMS lo solicite, los Estados Partes deben facilitar apoyo, en la medida de lo posible, a las actividades de respuesta coordinadas por la OMS.

6. Cuando se lo soliciten, la OMS ofrecerá a otros Estados Partes afectados o amenazados por la emergencia de salud pública de importancia internacional la orientación y la asistencia apropiadas.

*Artículo 14   Cooperación de la OMS con organizaciones intergubernamentales
y órganos internacionales*

1.   La OMS cooperará y coordinará sus actividades con otras organizaciones intergubernamentales u órganos internacionales competentes, según proceda, en la aplicación del presente Reglamento, inclusive a través de la conclusión de acuerdos u otras disposiciones similares.

2.   En caso de que la notificación o verificación de un evento, o la respuesta al mismo, pertenezcan principalmente al ámbito de competencia de otras organizaciones intergubernamentales u órganos internacionales, la OMS coordinará sus actividades con tales organizaciones u órganos para asegurar la aplicación de medidas adecuadas para la protección de la salud pública.

3.   A pesar de lo antedicho, ninguna disposición del presente Reglamento impedirá o limitará la prestación por la OMS de asesoramiento, apoyo o asistencia técnica o de otro tipo para fines relacionados con la salud pública.

TÍTULO III - RECOMENDACIONES

Artículo 15   Recomendaciones temporales

1.   Si se ha determinado de conformidad con el artículo 12 que se está produciendo una emergencia de salud pública de importancia internacional, el Director General formulará recomendaciones temporales de conformidad con el procedimiento establecido en el artículo 49. Esas recomendaciones temporales podrán ser modificadas o prorrogadas, según proceda, incluso una vez que se haya determinado que la emergencia de salud pública de importancia internacional ha concluido, en cuyo momento se podrán formular otras recomendaciones temporales, si es necesario, con objeto de evitar que vuelva a ocurrir o de detectar inmediatamente su reaparición.

2.   Las recomendaciones temporales podrán incluir las medidas sanitarias que habrá de aplicar el Estado Parte en que ocurra esa emergencia de salud pública de importancia internacional, u otros Estados Partes, a las personas, equipajes, cargas, contenedores, medios de transporte, mercancías, y/o paquetes postales a fin de prevenir o reducir la propagación internacional de una enfermedad con un mínimo de trabas para el tráfico internacional.

3.   Las recomendaciones temporales se podrán anular en cualquier momento de conformidad con el procedimiento establecido en el artículo 49, y expirarán automáticamente tres meses después de su formulación.   Se podrán modificar o

prorrogar por periodos adicionales de un máximo de tres meses. Las recomendaciones temporales no se podrán mantener después de la segunda Asamblea Mundial de la Salud celebrada tras la determinación de la emergencia de salud pública de importancia internacional a que se refieran.

Artículo 16 Recomendaciones permanentes

La OMS podrá formular, de conformidad con lo dispuesto en el artículo 53, recomendaciones permanentes en cuanto a las medidas sanitarias apropiadas, de aplicación sistemática o periódica. Estas medidas podrán ser aplicadas por los Estados Partes a las personas, equipajes, cargas, contenedores, medios de transporte, mercancías y/o paquetes postales, con motivo de riesgos específicos y continuos para la salud pública, a fin de prevenir o reducir la propagación internacional de una enfermedad con un mínimo de trabas para el tráfico internacional. La OMS, de conformidad con lo dispuesto en el artículo 53, podrá modificar o anular esas recomendaciones, según proceda.

Artículo 17 Criterios para las recomendaciones

Al formular, modificar o anular recomendaciones temporales o permanentes, el Director General tendrá en cuenta lo siguiente:

a) la opinión de los Estados Partes directamente interesados;

b) el dictamen del Comité de Emergencias o del Comité de Examen, según proceda;

c) los principios científicos, así como la información y las pruebas científicas pertinentes;

d) que las medidas sanitarias, sobre la base de una evaluación apropiada del riesgo según las circunstancias, no sean más restrictivas del tráfico y el comercio internacionales ni más intrusivas para las personas que otras opciones razonablemente disponibles que permitan lograr el nivel adecuado de protección sanitaria;

e) las normas e instrumentos internacionales pertinentes;

f) las actividades de otras organizaciones intergubernamentales y órganos internacionales pertinentes; y

g) otras informaciones apropiadas y específicas pertinentes al evento.

En cuanto a las recomendaciones temporales, la consideración por el Director General de los apartados *e*) y *f*) del presente artículo podrá estar sometida a las limitaciones que imponga la urgencia de las circunstancias.

Artículo 18 Recomendaciones con respecto a las personas, equipajes, cargas, contenedores, medios de transporte, mercancías y paquetes postales

1. En las recomendaciones que formule a los Estados Partes con respecto a las personas, la OMS podrá aconsejar lo siguiente:

- no recomendar ninguna medida sanitaria específica;

- examinar los itinerarios realizados por zonas afectadas;

- examinar las pruebas de los exámenes médicos y los análisis de laboratorio;

- exigir exámenes médicos;

- examinar las pruebas de vacunación u otras medidas profilácticas;

- exigir vacunación u otras medidas profilácticas;

- someter a las personas sospechosas a observación de salud pública;

- someter a cuarentena o aplicar otras medidas sanitarias para las personas sospechosas;

- someter a aislamiento y a tratamiento, cuando proceda, a las personas afectadas;

- localizar a quienes hayan estado en contacto con personas sospechosas o afectadas;

- denegar la entrada a las personas sospechosas o afectadas;

- denegar la entrada en las zonas afectadas a las personas no afectadas; y

- aplicar pruebas de cribado y/o restricciones a la salida de personas de las zonas afectadas.

2. En las recomendaciones que formule a los Estados Partes con respecto a los equipajes, cargas, contenedores, medios de transporte, mercancías y paquetes postales, la OMS podrá aconsejar lo siguiente:

- no recomendar ninguna medida sanitaria específica;

- examinar manifiesto e itinerario;

- aplicar inspecciones;

- examinar las pruebas de las medidas adoptadas, a la salida o en tránsito, para eliminar una infección o contaminación;

- aplicar el tratamiento de los equipajes, cargas, contenedores, medios de transporte, mercancías, paquetes postales o restos humanos, para suprimir una infección o contaminación, incluidos los vectores y los reservorios;

- aplicar medidas sanitarias específicas para asegurar el manejo y el transporte seguros de restos humanos;

- someter a aislamiento o cuarentena;

- incautar y destruir en condiciones controladas los equipajes, cargas, contenedores, medios de transporte, mercancías o paquetes postales infectados o contaminados en caso de que no surta efecto otro tratamiento o proceso; y

- denegar la salida o la entrada.

TÍTULO IV - PUNTOS DE ENTRADA

Artículo 19   Obligaciones generales

Cada Estado Parte, sin perjuicio de las demás obligaciones previstas en el presente Reglamento:

a)   se asegurará de que se desarrollen las capacidades señaladas en el anexo 1 para los puntos de entrada designados, dentro de los plazos previstos en el párrafo 1 del artículo 5 y el párrafo 1 del artículo 13;

b)   identificará las autoridades competentes en cada uno de los puntos de entrada designados de su territorio; y

c)   facilitará a la OMS, en la medida de lo posible, cuando se lo solicite en respuesta a un posible riesgo específico para la salud pública, datos pertinentes sobre las fuentes de infección o contaminación en sus puntos de entrada, incluidos vectores y reservorios, que puedan dar lugar a la propagación internacional de enfermedades.

Artículo 20   Aeropuertos y puertos

1.   Los Estados Partes designarán los aeropuertos y puertos en que se crearán las capacidades previstas en el anexo 1.

2.   Los Estados Partes se asegurarán de que los certificados de exención del control de sanidad a bordo y los certificados de control de sanidad a bordo se expiden de conformidad con las prescripciones del artículo 39 y el modelo que figura en el anexo 3.

3.   Cada Estado Parte enviará a la OMS una lista de los puertos autorizados a ofrecer:

   a)   la expedición de certificados de control de sanidad a bordo y la prestación de los servicios a que se hace referencia en los anexos 1 y 3; o

   b)   la expedición de certificados de exención del control de sanidad a bordo únicamente; y

   c)   la prórroga del certificado de exención del control de sanidad a bordo por un periodo de un mes hasta la llegada de la embarcación al puerto en el que el certificado pueda ser recibido.

   Cada Estado Parte comunicará a la OMS los cambios que se produzcan en la situación de los puertos enumerados en la lista.   La OMS publicará la información recibida con arreglo a este párrafo.

4.   La OMS podrá certificar, a petición del Estado Parte interesado y después de practicar las averiguaciones del caso, que un aeropuerto o un puerto situado en su territorio reúne las condiciones a que se hace referencia en los párrafos 1 y 3 del presente artículo.   En consulta con el Estado Parte, la OMS podrá revisar periódicamente esas certificaciones.

5.   La OMS, en colaboración con organizaciones intergubernamentales y órganos internacionales competentes, elaborará y publicará directrices relativas a la expedición de certificados por aeropuertos y puertos de conformidad con el presente artículo.   La OMS también publicará la lista de aeropuertos y puertos certificados.

Artículo 21   Pasos fronterizos terrestres

1.   Cuando lo justifiquen razones de salud pública, un Estado Parte podrá designar los pasos fronterizos terrestres en los que se crearán las capacidades previstas en el anexo 1, teniendo en cuenta los criterios siguientes:

a) el volumen y la frecuencia de los diversos tipos de tráfico internacional en los pasos fronterizos terrestres que se puedan designar en el Estado Parte, en comparación con otros puntos de entrada; y

b) los riesgos para la salud pública existentes en las zonas donde se origina o que atraviesa el tráfico internacional antes de llegar a un determinado paso fronterizo terrestre.

2. Los Estados Partes con fronteras comunes deberán considerar:

a) la posibilidad de alcanzar acuerdos bilaterales o multilaterales o formalizar arreglos relativos a la prevención o el control de la transmisión internacional de enfermedades en pasos fronterizos terrestres de conformidad con el artículo 57; y

b) la designación conjunta de pasos fronterizos terrestres adyacentes para poner en práctica las capacidades descritas en el anexo 1 de conformidad con el párrafo 1 de este artículo.

Artículo 22 *Función de las autoridades competentes*

1. Las autoridades competentes:

a) se encargarán de vigilar los equipajes, cargas, contenedores, medios de transporte, mercancías, paquetes postales y restos humanos que salgan y lleguen de zonas afectadas, para que se mantengan en condiciones que impidan la presencia de fuentes de infección o contaminación, incluidos vectores y reservorios;

b) se asegurarán, en la medida de lo posible, de que las instalaciones utilizadas por los viajeros en los puntos de entrada se mantienen en buenas condiciones higiénicas y exentas de fuentes de infección o contaminación, incluidos vectores y reservorios;

c) se encargarán de supervisar toda desratización, desinfección, desinsectación o descontaminación de equipajes, cargas, contenedores, medios de transporte, mercancías, paquetes postales y restos humanos, así como las medidas sanitarias aplicadas a las personas, según proceda de conformidad con el presente Reglamento;

d) notificarán a los operadores de medios de transporte, con la mayor antelación posible, su intención de someter un medio de transporte a medidas de control y, cuando sea posible, les informarán por escrito sobre los métodos que se utilizarán;

e)   se encargarán de supervisar la eliminación y la evacuación higiénica del agua o los alimentos contaminados, las deyecciones humanas o animales, las aguas residuales y cualquier otra materia contaminada de un medio de transporte;

f)   adoptarán todas las medidas practicables compatibles con el presente Reglamento para vigilar y controlar la evacuación por las embarcaciones de aguas residuales, desperdicios, agua de lastre y otras materias potencialmente patógenas que puedan contaminar las aguas de un puerto, un río, un canal, un estrecho, un lago u otras vías navegables internacionales;

g)   se encargarán de supervisar a los prestadores de servicios para los viajeros, equipajes, cargas, contenedores, medios de transporte, mercancías, paquetes postales y restos humanos en los puntos de entrada, incluso practicando inspecciones y exámenes médicos según proceda;

h)   habrán previsto medidas de contingencia para afrontar eventos de salud pública inesperados; e

i)   se comunicarán con el Centro Nacional de Enlace para el RSI acerca de las medidas de salud pública pertinentes adoptadas de conformidad con el presente Reglamento.

2.   Las medidas sanitarias recomendadas por la OMS respecto de los viajeros, equipajes, cargas, contenedores, medios de transporte, mercancías, paquetes postales y restos humanos procedentes de una zona afectada podrán volver a aplicarse si se dispone de indicios verificables y/o pruebas de que las medidas aplicadas a la salida de la zona afectada no han surtido efecto.

3.   Los procedimientos sanitarios de desinsectación, desratización, desinfección, descontaminación y de otro tipo se aplicarán evitando que causen lesiones y, en la medida de lo posible, molestias a las personas, o repercutan en el entorno de modo que afecten a la salud pública o dañen equipajes, cargas, contenedores, medios de transporte, mercancías o paquetes postales.

TÍTULO V - MEDIDAS DE SALUD PÚBLICA

Capítulo I - Disposiciones generales

Artículo 23   Medidas sanitarias a la llegada o la salida

1.   Sin perjuicio de los acuerdos internacionales aplicables y de lo dispuesto en los artículos pertinentes del presente Reglamento, un Estado Parte podrá exigir, con fines de salud pública, a la llegada o la salida:

a)   a los viajeros:

i)   información sobre su destino para poder tomar contacto con ellos;

ii)   información sobre su itinerario, para averiguar si han estado en una zona afectada o sus proximidades, o sobre otros posibles contactos con una infección o contaminación antes de la llegada, así como el examen de los documentos sanitarios de los viajeros que prescriba el presente Reglamento; y/o

iii)   un examen médico no invasivo lo menos intrusivo posible que permita lograr el objetivo de salud pública;

b)   la inspección de equipajes, cargas, contenedores, medios de transporte, mercancías, paquetes postales y restos humanos.

2.   Sobre la base de las pruebas obtenidas mediante las medidas previstas en el párrafo 1 del presente artículo, o por otros medios, sobre la existencia de un riesgo para la salud pública, los Estados Partes podrán aplicar medidas adicionales de salud de conformidad con el presente Reglamento, en particular en relación con viajeros sospechosos o afectados, según el caso, el examen médico lo menos intrusivo e invasivo posible que permita lograr el objetivo de salud pública consistente en prevenir la propagación internacional de enfermedades.

3.   No se realizará ningún examen médico ni se procederá a ninguna vacunación ni se adoptará ninguna medida profiláctica ni sanitaria en virtud del presente Reglamento sin el consentimiento informado previo y explícito del viajero o de sus padres o tutores, con la salvedad de lo dispuesto en el párrafo 2 del artículo 31, y de conformidad con la legislación y las obligaciones internacionales del Estado Parte.

4.   Los viajeros que deban ser vacunados o recibir medidas profilácticas en virtud del presente Reglamento, o sus padres o tutores, serán informados de los posibles riesgos relacionados con la vacunación o la no vacunación y con la aplicación o no aplicación de medidas profilácticas de conformidad con la legislación y las obligaciones internacionales del Estado Parte. Los Estados Partes informarán al personal médico de estos requisitos de conformidad con su respectiva legislación.

5.   Sólo se llevarán a cabo exámenes médicos o se someterá a los viajeros a protocolos médicos, vacunas u otras medidas profilácticas que entrañen un riesgo de transmisión de enfermedades si ello se hace de conformidad con normas de seguridad reconocidas nacionalmente o internacionalmente para reducir al mínimo ese riesgo.

Capítulo II - Disposiciones especiales relativas a los medios de transporte y los operadores de medios de transporte

Artículo 24   Operadores de medios de transporte

1.   Los Estados Partes adoptarán todas las medidas practicables que sean compatibles con el presente Reglamento para asegurarse de que los operadores de medios de transporte:

a)   cumplen las medidas sanitarias recomendadas por la OMS y adoptadas por ellos;

b)   informan a los viajeros de las medidas sanitarias recomendadas por la OMS y adoptadas por los Estados Partes para su aplicación a bordo; y

c)   mantienen permanentemente los medios de transporte a su cargo libres de fuentes de infección o contaminación, incluidos vectores y reservorios. Se podrá exigir la aplicación de medidas de control de las fuentes de infección o contaminación si se descubren pruebas de su presencia.

2.   En el anexo 4 figuran las disposiciones particulares relativas a los medios de transporte y los operadores de medios de transporte a que se refiere el presente artículo.   En el anexo 5 figuran las medidas concretas aplicables a los medios de transporte y a los operadores de medios de transporte con respecto a las enfermedades trasmitidas por vectores.

Artículo 25 Embarcaciones y aeronaves en tránsito

Sin perjuicio de lo dispuesto en los artículos 27 y 43, o salvo que lo autoricen los acuerdos internacionales aplicables, ningún Estado Parte aplicará medida sanitaria alguna:

a)   a las embarcaciones que, no procediendo de una zona afectada, transiten por un canal u otra vía de navegación dentro del territorio de un Estado Parte en ruta hacia un puerto situado en el territorio de otro Estado. La autoridad competente permitirá, bajo su vigilancia, el aprovisionamiento de combustible, agua, víveres y suministros;

b)   a las embarcaciones que naveguen por sus aguas jurisdiccionales sin atracar en un puerto ni fondear en la costa; y

c)   a las aeronaves en tránsito en un aeropuerto bajo su jurisdicción, con la salvedad de que éstas podrán ser obligadas a permanecer en una zona determinada del aeropuerto sin efectuar embarques o desembarques ni carga o descarga. No obstante, bajo la supervisión de las autoridades competentes, esas aeronaves se podrán aprovisionar de combustible, agua, víveres y suministros.

Artículo 26 Camiones trenes y autocares civiles en tránsito

Sin perjuicio de lo dispuesto en los artículos 27 y 43, o salvo que lo autoricen los acuerdos internacionales pertinentes, no se aplicará medida sanitaria alguna a ningún camión, tren ni autocar civil que no proceda de una zona afectada y que atraviese un territorio sin realizar operaciones de embarque, desembarque, carga o descarga.

Artículo 27 Medios de transporte afectados

1.   Cuando a bordo de un medio de transporte se hallen signos o síntomas clínicos e información basada en hechos o pruebas de un riesgo para la salud pública, incluidas fuentes de infección o contaminación, la autoridad competente considerará que el medio de transporte está afectado y podrá:

a)   desinfectar, descontaminar, desinsectar o desratizar el medio de transporte, según proceda, o hacer que estas medidas sean aplicadas bajo su supervisión; y *b*)   decidir en cada caso la técnica que se empleará para garantizar un nivel adecuado de control del riesgo para la salud pública según lo previsto en el presente Reglamento.   Cuando existan métodos o materiales aconsejados por la OMS para estos procedimientos, serán éstos los que se utilicen, a menos que la autoridad competente determine que otros métodos son igualmente seguros y fiables.

De ser necesario, la autoridad competente podrá adoptar medidas sanitarias adicionales, incluso el aislamiento de los medios de transporte, para impedir la propagación de la enfermedad.   Dichas medidas adicionales se notificarán al Centro Nacional de Enlace para el RSI.

2.   Si la autoridad competente en el punto de entrada no está en condiciones de aplicar las medidas de control prescritas en este artículo, se podrá permitir la partida del medio de transporte con sujeción a las condiciones siguientes:

a)   cuando se produzca la salida, la autoridad competente facilitará la información a que se hace referencia en el apartado *b*) a la autoridad competente del siguiente punto de entrada conocido; y

b)   si se trata de una embarcación, se anotarán en el certificado de control de sanidad a bordo las pruebas encontradas y las medidas de control exigidas.

La autoridad competente permitirá, bajo su vigilancia, el aprovisionamiento de combustible, agua potable, víveres y suministros.

3.   Un medio de transporte que se haya considerado afectado dejará de considerarse como tal si la autoridad competente se ha cerciorado:

a)   de que se han aplicado efectivamente las medidas previstas en el párrafo 1 del presente artículo; y

b)   de que las condiciones a bordo no constituyen un riesgo para la salud pública.

Artículo 28 *Embarcaciones y aeronaves en puntos de entrada*

1.   Sin perjuicio de lo dispuesto en el artículo 43 o de lo previsto en los acuerdos internacionales aplicables, no se podrá negar a una embarcación o una aeronave el acceso a un punto de entrada por motivos de salud pública.   Ello no obstante, si el punto de entrada no dispone de medios para la aplicación de las medidas sanitarias contempladas en el presente Reglamento, se podrá ordenar a la embarcación o la aeronave que prosiga el viaje, por su cuenta y riesgo, hasta

el punto de entrada apropiado más cercano que convenga para el caso, salvo que la embarcación o la aeronave tengan un problema operativo que haga inseguro ese desvío.

2. Sin perjuicio de lo dispuesto en el artículo 43 o de lo previsto en los acuerdos internacionales aplicables, los Estados Partes no denegarán la libre plática a las embarcaciones o aeronaves por razones de salud pública; en particular, no denegarán el embarque o desembarque, la carga o descarga de mercancías o cargas, ni el abastecimiento de combustible, agua, víveres y suministros. Los Estados Partes podrán supeditar el otorgamiento de la libre plática a una inspección y, si se descubre a bordo una fuente de infección o contaminación, a la aplicación de las medidas necesarias de desinfección, descontaminación, desinsectación o desratización, o de otras medidas necesarias para prevenir la propagación de la infección o contaminación.

3. Siempre que sea posible y a reserva de lo dispuesto en el párrafo anterior, los Estados Partes autorizarán la libre plática por radio u otro medio de comunicación a una embarcación o aeronave cuando, sobre la base de la información que facilite antes de su llegada, consideren que no provocará la introducción o propagación de enfermedades.

4. Los capitanes de embarcaciones y los pilotos de aeronaves, o sus representantes, pondrán en conocimiento de las autoridades de los puertos y aeropuertos de destino, con la mayor antelación posible a la llegada, todo caso de enfermedad con signos de naturaleza infecciosa o prueba de riesgo para la salud pública a bordo tan pronto como el capitán o piloto tengan conocimiento de dicha enfermedad o riesgo. Esta información será transmitida de inmediato a la autoridad competente del puerto o aeropuerto. En caso de urgencia, el capitán o piloto comunicará la información directamente a la autoridad competente del puerto o aeropuerto.

5. En caso de que una aeronave o embarcación sospechosa o afectada aterrice o atraque, por motivos ajenos a la voluntad del piloto de la aeronave o el capitán de la embarcación, en otro lugar que no sea el aeropuerto o el puerto en que debía hacerlo, se seguirá el procedimiento siguiente:

a) el piloto de la aeronave o el capitán de la embarcación, o cualquier otra persona al mando de la misma, procurará por todos los medios comunicarse sin tardanza con la autoridad competente más próxima;

b) la autoridad competente, tan pronto como haya recibido aviso del aterrizaje, podrá aplicar las medidas sanitarias recomendadas por la OMS u otras medidas sanitarias contempladas en el presente Reglamento;

c) salvo que sea necesario por motivos urgentes o a efectos de comunicación con la autoridad competente, ningún pasajero a bordo de la aeronave o de la embarcación podrá alejarse del lugar de aterrizaje o de atraque, ni se retirará de ese lugar carga alguna, a menos que la autoridad competente lo autorice; y

d) una vez cumplidas todas las medidas exigidas por la autoridad competente, la aeronave o la embarcación podrá, por lo que atañe a las medidas sanitarias, dirigirse al aeropuerto o al puerto en el que hubiera debido aterrizar o atracar, o, si por razones técnicas no puede hacerlo, a otro aeropuerto o puerto que convenga para el caso.

6. Sin perjuicio de lo dispuesto en el presente artículo, los capitanes de embarcaciones y los pilotos de aeronaves podrán adoptar las medidas de urgencia que sean necesarias para la salud y la seguridad de los viajeros a bordo. Tan pronto como sea posible, informarán a la autoridad competente de las medidas que hayan adoptado de conformidad con el presente párrafo.

Artículo 29   Camiones, trenes y autocares civiles en puntos de entrada

En consulta con los Estados Partes, la OMS elaborará principios orientadores sobre la aplicación de medidas sanitarias a camiones, trenes y autocares civiles en puntos de entrada y pasos fronterizos terrestres.

Capítulo III - Disposiciones especiales relativas a los viajeros

Artículo 30   Viajeros sometidos a observación de salud pública

Sin perjuicio de lo dispuesto en el artículo 43 o salvo que lo autoricen los acuerdos internacionales aplicables, los viajeros sospechosos que a la llegada sean sometidos a observación de salud pública podrán continuar su viaje internacional si no suponen un riesgo inminente para la salud pública y si el Estado Parte informa a la autoridad competente en el punto de entrada en destino, de conocerse este último, de su prevista llegada. A su llegada, el viajero deberá informar a esa autoridad.

Artículo 31   Medidas sanitarias relacionadas con la entrada de viajeros

1. No se exigirá un examen médico invasivo, la vacunación ni otras medidas profilácticas como condición para la entrada de viajeros en el territorio de un Estado Parte; no obstante, sin perjuicio de lo dispuesto en los artículos 32, 42 y

45, el presente Reglamento no impide que los Estados Partes exijan un examen médico, la vacunación u otras medidas profilácticas, o certificado de vacunación o prueba de la aplicación de otras medidas profilácticas, en los casos siguientes:

a)   cuando sea necesario para determinar si existe un riesgo para la salud pública;

b)   como condición para la entrada de viajeros que pretenden solicitar una residencia temporal o permanente;

c)   como condición para la entrada de viajeros de conformidad con lo dispuesto en el artículo 43 o en los anexos 6 y 7; o

d)   cuando se efectúen de conformidad con lo dispuesto en el artículo 23.

2.   Si un viajero al que un Estado Parte puede exigir un examen médico, la vacunación u otras medidas profilácticas de conformidad con el párrafo 1 del presente artículo no da su consentimiento para tales medidas o se niega a facilitar la información o los documentos a que hace referencia el párrafo 1(*a*) del artículo 23, el Estado Parte de que se trate podrá denegar, de conformidad con los artículos 32, 42 y 45, la entrada de ese viajero. Si hay pruebas de un riesgo inminente para la salud pública, el Estado Parte, de conformidad con su legislación nacional y en la medida necesaria para controlar ese riesgo, podrá obligar al viajero, con arreglo al párrafo 3 del artículo 23, a someterse a lo siguiente:

a)   el examen médico lo menos invasivo e intrusivo posible que permita lograr el objetivo de salud pública;

b)   la vacunación u otra medida profiláctica; o bien

c)   otras medidas sanitarias reconocidas que impidan o controlen la propagación de la enfermedad, con inclusión del aislamiento, la cuarentena o el sometimiento del viajero a observación de salud pública.

Artículo 32   Trato dispensado a los viajeros

Cuando los Estados Partes apliquen medidas sanitarias de conformidad con el presente Reglamento, tratarán a los viajeros respetando su dignidad, sus derechos humanos y sus libertades fundamentales y reducirán al mínimo las molestias o inquietudes asociadas con tales medidas, lo que incluirá:

a) tratar a todos los viajeros con cortesía y respeto;

b) tener en cuenta las consideraciones de género, socioculturales, étnicas y religiosas de importancia para los viajeros; y

c) proporcionar u ocuparse de que tengan alimentos adecuados y agua, instalaciones y vestimenta apropiados, proteger el equipaje y otras pertenencias, ofrecer un tratamiento médico adecuado, medios para las comunicaciones necesarias en lo posible en un idioma que entiendan, y otras medidas adecuadas para los viajeros que estén en cuarentena, aislados o sometidos a exámenes médicos u otros procedimientos relacionados con objetivos de salud pública.

Capítulo IV - Disposiciones especiales relativas a las mercancías, los contenedores y las zonas de carga de contenedores

Artículo 33   Mercancías en tránsito

Sin perjuicio de lo dispuesto en el artículo 43, o salvo que lo autoricen los acuerdos internacionales aplicables, las mercancías en tránsito sin trasbordo, a excepción de los animales vivos, no serán sometidas a medidas sanitarias en virtud del presente Reglamento ni serán retenidas por motivos de salud pública.

Artículo 34   Contenedores y zonas de carga de contenedores

1.   Los Estados Partes se asegurarán, en la medida de lo posible, de que los expedidores utilizan en el tráfico internacional contenedores que se mantienen exentos de fuentes de infección o contaminación, incluidos vectores y reservorios, particularmente durante el proceso de empaquetado.

2.   Los Estados Partes se asegurarán, en la medida de lo posible, de que las zonas de carga de contenedores se mantienen exentas de fuentes de infección o contaminación, incluidos vectores y reservorios.

3.   Cuando, en opinión de un Estado Parte, el volumen del tráfico internacional de contenedores tenga una magnitud suficiente, las autoridades competentes adoptarán todas las medidas practicables compatibles con el presente Reglamento, incluida la realización de inspecciones, para evaluar las condiciones sanitarias de las zonas de carga de contenedores y de los

contenedores, a fin de cerciorarse de que se cumplen las obligaciones estipuladas en el presente Reglamento.

4. En las zonas de carga de contenedores se habilitarán instalaciones para la inspección y el aislamiento de contenedores, cuando sea factible.

5. Los consignadores y consignatarios de contenedores harán todo lo posible por evitar la contaminación de la carga de unos contenedores por la de otros cuando se utilicen para múltiples fines.

TÍTULO VI - DOCUMENTOS SANITARIOS

Artículo 35   Disposición general

En el tráfico internacional no se exigirán otros documentos sanitarios que los previstos en el presente Reglamento o en las recomendaciones formuladas por la OMS, aunque debe tenerse en cuenta, sin embargo, que este artículo no se aplicará a los viajeros que soliciten residencia temporal o permanente ni a las prescripciones sobre la documentación de la salubridad de las mercancías o cargas objeto de comercio internacional contenidas en los acuerdos internacionales pertinentes. A condición de que cumpla con los requisitos establecidos en el artículo 23, la autoridad competente podrá pedir que se cumplimenten formularios sobre datos de contacto y cuestionarios sobre la salud de los viajeros.

Artículo 36   Certificados de vacunación u otras medidas profilácticas

1. Las vacunas y los tratamientos profilácticos que se administren a los viajeros en cumplimiento de lo prescrito en el presente Reglamento o en las recomendaciones pertinentes, así como los certificados correspondientes, se ajustarán a las disposiciones del anexo 6 y, cuando proceda, del anexo 7 por lo que respecta a determinadas enfermedades.

2. No se denegará la entrada a los viajeros en posesión de un certificado de vacunación o de otro tratamiento profiláctico expedido de conformidad con lo dispuesto en el anexo 6 y, cuando proceda, en el anexo 7, como consecuencia de la enfermedad a la que se refiera el certificado, incluso cuando procedan de una zona afectada, a menos que la autoridad competente tenga indicios verificables y/o pruebas para pensar que la vacunación u otro tratamiento profiláctico no haya resultado eficaz.

Artículo 37   Declaración Marítima de Sanidad

1.   Antes de la llegada al primer puerto de escala en el territorio de un Estado Parte, el capitán de una embarcación averiguará cuál es el estado de salud a bordo y, salvo en los casos en que ese Estado Parte no lo exija, cumplimentará y entregará a su llegada, o antes de la llegada si la embarcación está equipada a ese efecto y el Estado Parte exige la entrega por adelantado, una Declaración Marítima de Sanidad, refrendada por el médico de a bordo si lo hubiere, a la autoridad competente del citado puerto.

2.   El capitán de la embarcación, o el médico de a bordo si lo hubiere, facilitará toda la información que pida la autoridad competente sobre las condiciones de sanidad a bordo durante una travesía internacional.

3.   La Declaración Marítima de Sanidad se ajustará al modelo del anexo 8.

4.   Los Estados Partes podrán:

a)   eximir de la presentación de la Declaración Marítima de Sanidad a todas las embarcaciones que arriben; o

b)   exigir la presentación de la Declaración Marítima de Sanidad en virtud de una recomendación concerniente a las embarcaciones procedentes de zonas afectadas, o bien exigirla a las que por cualquier otro motivo puedan ser portadoras de infección o contaminación.

Los Estados Partes deberán comunicar estas prescripciones a los armadores o sus agentes.

Artículo 38   Parte sanitaria de la Declaración General de Aeronave

1.   Durante el vuelo, o al aterrizaje en el primero de los aeropuertos que haya de tocar en el territorio de un Estado Parte, el piloto al mando de una aeronave, o su representante, cumplimentará cuanto mejor pueda y entregará a la autoridad competente del aeropuerto, salvo en los casos en que el Estado Parte no lo exija, la parte sanitaria de la Declaración General de Aeronave, que deberá ajustarse al modelo del anexo 9.

2.   El piloto al mando de una aeronave, o su representante, facilitará toda la información que pida el Estado Parte respecto a las condiciones de sanidad a bordo durante el viaje internacional y a toda medida sanitaria aplicada a la aeronave.

3.   Los Estados Partes podrán:

a) eximir de la presentación de la parte sanitaria de la Declaración General de Aeronave a todas las aeronaves que arriben; o

b) exigir la presentación de la parte sanitaria de la Declaración General de Aeronave en virtud de una recomendación concerniente a las aeronaves procedentes de zonas afectadas, o bien exigirla a las aeronaves que por cualquier otro motivo puedan ser portadoras de infección o contaminación.

Los Estados Partes deberán comunicar estas prescripciones a las compañías de navegación aérea o sus agentes.

Artículo 39   Certificados de sanidad a bordo de una embarcación

1.   Los certificados de exención del control de sanidad a bordo y de control de sanidad a bordo tendrán una validez máxima de seis meses. Este periodo podrá prorrogarse un mes más si la inspección o las medidas de control exigidas no pueden realizarse en el puerto.

2.   Cuando no se presente un certificado válido de exención del control de sanidad a bordo o un certificado válido de control de sanidad a bordo, o cuando a bordo de una embarcación se hallen pruebas de un riesgo para la salud pública, el Estado Parte podrá proceder conforme a lo previsto en el párrafo 1 del artículo 27.

3.   Los certificados a que se refiere el presente artículo se ajustarán al modelo del anexo 3.

4.   Siempre que sea posible, las medidas de control se aplicarán cuando la embarcación y las bodegas estén vacías. En el caso de las embarcaciones en lastre, se aplicarán antes de que empiecen las operaciones de carga.

5.   Cuando se exijan medidas de control y éstas se hayan cumplido satisfactoriamente, la autoridad competente expedirá un certificado de control de sanidad a bordo, dejando constancia de las pruebas encontradas y las medidas de control adoptadas.

6.   En los puertos designados de conformidad con el artículo 20 del presente Reglamento, la autoridad competente podrá expedir certificados de exención del control de sanidad a bordo si se ha cerciorado de que la embarcación está exenta de infección y contaminación, incluidos vectores y reservorios. De ordinario, sólo se expedirá este certificado si la inspección se ha efectuado con la embarcación y las bodegas vacías o cargadas exclusivamente de lastre o de otros materiales que, por su naturaleza o por su estibado, permitan una inspección detenida de las bodegas.

7. Cuando la autoridad competente del puerto donde se hayan aplicado medidas de control sanitario considere que las condiciones en que la operación se ha realizado no permiten obtener un resultado satisfactorio, deberá dejar constancia de ese parecer en el certificado de control de sanidad a bordo.

TÍTULO VII - TASAS SANITARIAS

Artículo 40   Cobro de tasas por las medidas sanitarias relativas a viajeros

1.   Excepto en el caso de los viajeros que pretenden obtener residencia temporal o permanente, y sin perjuicio de lo dispuesto en el párrafo 2 del presente artículo, los Estados Partes no percibirán tasa alguna en virtud del presente Reglamento por la aplicación de las siguientes medidas de protección de la salud pública:

a)   por los exámenes médicos previstos en el presente Reglamento, ni por ningún examen suplementario que pueda exigir el Estado Parte de que se trate para conocer el estado de salud del viajero examinado;

b)   por las vacunaciones u otras intervenciones profilácticas practicadas a la llegada de los viajeros, que no sean requisitos publicados o sean requisitos publicados con menos de 10 días de antelación a la administración de las vacunaciones u otras intervenciones profilácticas;

c)   por las medidas apropiadas de aislamiento o cuarentena de los viajeros;

d)   por los certificados expedidos a los viajeros con el fin de especificar las medidas aplicadas y la fecha de aplicación; o

e)   por las medidas sanitarias adoptadas en relación con el equipaje que acompaña a los viajeros.

2.   Los Estados Partes podrán cobrar tasas por aplicar medidas sanitarias diferentes de las previstas en el párrafo 1 del presente artículo, incluidas las adoptadas principalmente en beneficio de los viajeros.

3.   Cuando se cobren tasas por aplicar a los viajeros las medidas sanitarias previstas en el presente Reglamento, en cada Estado Parte sólo habrá una tarifa para las tasas, y todas ellas:

a)   respetarán esa tarifa;

b) no excederán del costo efectivo del servicio prestado; y

c) se cobrarán sin distinción de nacionalidad, domicilio o residencia del viajero de que se trate.

4. La tarifa, y sus posibles enmiendas, habrán de publicarse al menos 10 días antes de su cobro.

5. Ninguna disposición del presente Reglamento impedirá a los Estados Partes reclamar el reembolso de los gastos en que hubieran incurrido para aplicar las medidas sanitarias descritas en el párrafo 1 del presente artículo:

a) a los operadores o propietarios de medios de transporte en relación con sus empleados; o

b) a las aseguradoras pertinentes.

6. En ningún caso se denegará a los viajeros o a los operadores de medios de transporte la posibilidad de abandonar el territorio de un Estado Parte porque adeuden las tasas mencionadas en los párrafos 1 ó 2 del presente artículo.

Artículo 41 Aplicación de tasas a equipajes, cargas, contenedores, medios de transporte, mercancías o paquetes postales

1. Cuando se cobren tasas por aplicar medidas sanitarias a equipajes, cargas, contenedores, medios de transporte, mercancías o paquetes postales de conformidad con el presente Reglamento, en cada Estado Parte sólo habrá una tarifa para las tasas, y todas ellas:

a) respetarán esa tarifa;

b) no excederán del costo efectivo del servicio prestado; y

c) se cobrarán sin distinción de nacionalidad, pabellón, registro o propiedad de los equipajes, cargas, contenedores, medios de transporte, mercancías o paquetes postales. En particular no se establecerá distinción alguna entre equipajes, cargas, contenedores, medios de transporte, mercancías o paquetes postales nacionales y extranjeros.

2. La tarifa, y sus posibles enmiendas, habrán de publicarse al menos 10 días antes de su cobro.

TÍTULO VIII - DISPOSICIONES GENERALES

Artículo 42 Aplicación de medidas sanitarias

La aplicación de las medidas sanitarias que se adopten en cumplimiento del presente Reglamento será inmediata y perentoria y se hará de manera transparente y no discriminatoria.

Artículo 43 Medidas sanitarias adicionales

1. El presente Reglamento no impedirá que, en respuesta a riesgos específicos para la salud pública o emergencias de salud pública de importancia internacional, los Estados Partes apliquen medidas sanitarias acordes con su legislación nacional pertinente y las obligaciones dimanantes del derecho internacional:

   a) que proporcionen un nivel igual o mayor de protección sanitaria que las recomendaciones de la OMS; o

   b) que en otras circunstancias estarían prohibidas por el artículo 25, el artículo 26, los párrafos 1 y 2 del artículo 28, el artículo 30, el párrafo 1(c) del artículo 31 y el artículo 33,

siempre que esas medidas no sean incompatibles de otro modo con este Reglamento.

Estas medidas no habrán de ser más restrictivas del tráfico internacional ni más invasivas ni intrusivas para las personas que otras opciones razonablemente disponibles que permitan lograr el nivel adecuado de protección sanitaria.

2. Para determinar si aplican las medidas sanitarias referidas en el párrafo 1 del presente artículo u otras medidas sanitarias previstas en el párrafo 2 del artículo 23, el párrafo 1 del artículo 27, el párrafo 2 del artículo 28 y el párrafo 2(c) del artículo 31, los Estados Partes se basarán en:

   a) principios científicos;

   b) las pruebas científicas disponibles de un riesgo para la salud humana o, si esas pruebas son insuficientes, la información disponible, incluida la procedente de la OMS y otras organizaciones intergubernamentales y órganos internacionales pertinentes; y

   c) toda orientación o recomendación específicas disponibles de la OMS.

3. Si un Estado Parte aplica algunas de las medidas sanitarias adicionales previstas en el párrafo 1 del presente artículo y éstas conllevan trabas significativas para el tráfico internacional, dicho Estado Parte comunicará a la OMS las razones de salud pública y la información científica pertinente. La OMS transmitirá esa información a otros Estados Partes, y comunicará información sobre las medidas sanitarias aplicadas. Para los fines del presente artículo, en general, por trabas significativas se entiende impedir la entrada o la salida internacionales de viajeros, equipajes, cargas, contenedores, medios de transporte, mercancías, etc., o retrasarlas por más de 24 horas.

4. Tras evaluar la información facilitada de conformidad con los párrafos 3 y 5 del presente artículo y otros datos pertinentes, la OMS podrá pedir al Estado Parte en cuestión que reconsidere la aplicación de las medidas.

5. Si un Estado Parte aplica algunas de las medidas sanitarias adicionales previstas en los párrafos 1 y 2 del presente artículo y éstas conllevan trabas significativas para el tráfico internacional, dicho Estado Parte comunicará a la OMS, dentro de las 48 horas siguientes a su aplicación, esas medidas y sus razones de salud pública, a menos que las medidas sean objeto de una recomendación temporal o permanente.

6. El Estado Parte que aplique una medida sanitaria en virtud de los párrafos 1 ó 2 del presente artículo revisará la medida dentro de un plazo de tres meses teniendo en cuenta las orientaciones de la OMS y los criterios enunciados en el párrafo 2 del presente artículo.

7. Sin perjuicio de los derechos que le amparen en virtud del artículo 56, un Estado Parte afectado por una medida adoptada de conformidad con los párrafos 1 ó 2 del presente artículo podrá pedir al Estado Parte que la aplica que mantenga consultas con él. La finalidad de esas consultas es aclarar la información científica y las razones de salud pública en que se basa la medida y encontrar una solución aceptable para ambos.

8. Las disposiciones del presente artículo se podrán aplicar a la adopción de medidas respecto de viajeros que participan en congregaciones de masas.

Artículo 44 Colaboración y asistencia

1. Los Estados Partes se comprometen a colaborar entre sí en la medida de lo posible para:

a) la detección y evaluación de eventos, y la respuesta a los mismos, según lo que dispone el presente Reglamento;

b) la prestación o facilitación de cooperación técnica y apoyo logístico, en particular para el desarrollo y reforzamiento de las capacidades en la esfera de la salud pública que requiere el presente Reglamento;

c) la movilización de recursos financieros para facilitar la aplicación de sus obligaciones dimanantes del presente Reglamento; y

d) la formulación de proyectos de ley y otras disposiciones legales y administrativas para la aplicación del presente Reglamento.

2. La OMS colaborará con los Estados Partes en la medida de lo posible para:

a) la evaluación y estimación de sus capacidades en la esfera de la salud pública para facilitar la aplicación efectiva del presente Reglamento;

b) la prestación o facilitación de cooperación técnica y apoyo logístico a los Estados Partes; y

c) la movilización de recursos financieros en apoyo de los países en desarrollo para crear, reforzar y mantener las capacidades a que se refiere el anexo 1.

3. La colaboración a que hace referencia el presente artículo podrá llevarse a la práctica a través de múltiples canales, incluidos los bilaterales, a través de redes regionales y las oficinas regionales de la OMS, y a través de organizaciones intergubernamentales y órganos internacionales.

Artículo 45   Tratamiento de los datos personales

1. La información sanitaria que los Estados Partes obtengan o reciban en cumplimiento del presente Reglamento de otro Estado Parte o de la OMS y que se refiera a personas identificadas o identificables será considerada confidencial y tratada de forma anónima según estipule la legislación nacional.

2. Sin perjuicio de las disposiciones del párrafo 1, los Estados Partes podrán dar a conocer y tratar datos personales cuando sea esencial para evaluar y manejar un riesgo para la salud pública, pero los Estados Partes, de conformidad con la legislación nacional, y la OMS se asegurarán de que los datos personales sean:

a) tratados de manera justa y con arreglo a la ley, y evitando todo procesamiento adicional incompatible con esa finalidad;

b) adecuados, pertinentes y no excesivos en relación con esa finalidad;

c) exactos y, cuando sea preciso, actualizados; deberán adoptarse todas las medidas razonables necesarias para garantizar que los datos inexactos o incompletos sean eliminados o rectificados; y

d) no se conserven más tiempo del necesario.

3. A petición, la OMS proporcionará en lo posible a una persona sus propios datos personales a los que se refiere este artículo de manera inteligible, sin retrasos ni gastos excesivos y, cuando sea necesario, permitirá su corrección.

Artículo 46 Transporte y manejo de sustancias biológicas, reactivos y materiales para fines de diagnóstico

Los Estados Partes, de conformidad con la legislación nacional y teniendo en cuenta las directrices internacionales pertinentes, facilitarán el transporte, la entrada, la salida, el procesamiento y la eliminación de las sustancias biológicas y las muestras para fines de diagnóstico, los reactivos y otros materiales de diagnóstico que correspondan con fines de verificación y respuesta de salud pública de conformidad con el presente Reglamento.

TÍTULO IX - LISTA DE EXPERTOS DEL RSI, COMITÉ DE EMERGENCIAS Y COMITÉ DE EXAMEN

Capítulo I - Lista de Expertos del RSI

Artículo 47 Composición

El Director General establecerá una lista de expertos en todas las esferas de competencia pertinentes (en adelante denominada «Lista de Expertos del RSI»). El Director General, al establecer la Lista de Expertos del RSI, se ajustará, salvo disposición en contrario del presente Reglamento, al Reglamento de los cuadros y comités de expertos (en adelante denominado el «Reglamento de los cuadros de expertos de la OMS»). Además, el Director General nombrará a un miembro a petición de cada Estado Parte y, cuando proceda, a expertos propuestos por organizaciones intergubernamentales y organizaciones de integración económica regional pertinentes. Los Estados Partes interesados comunicarán al Director General las calificaciones y el área de conocimientos de cada uno de los expertos que presenten como candidatos a la Lista de Expertos del RSI. El Director General informará periódicamente sobre la composición de esta Lista a los Estados Partes, las organizaciones intergubernamentales y organizaciones de integración económica regional pertinentes.

Capítulo II - Comité de Emergencias

Artículo 48   Mandato y composición

1.   El Director General establecerá un Comité de Emergencias que asesorará, a petición del Director General, sobre lo siguiente:

a)   si un evento constituye una emergencia de salud pública de importancia internacional;

b)   si procede declarar concluida una emergencia de salud pública de importancia internacional; y

c)   si procede formular, modificar, prorrogar o anular una recomendación temporal.

2.   El Comité de Emergencias estará integrado por expertos elegidos por el Director General entre los miembros de la Lista de Expertos del RSI y, cuando proceda, de otros cuadros de expertos de la Organización.   El Director General determinará la duración del nombramiento de los miembros con el fin de asegurar su continuidad en la consideración de un evento concreto y sus consecuencias.   El Director General elegirá a los miembros del Comité de Emergencias en función de las esferas de competencia y experiencia requeridas para un periodo de sesiones concreto y teniendo debidamente en cuenta el principio de la representación geográfica equitativa.   Por lo menos un miembro del Comité de Emergencias debe ser un experto designado por un Estado Parte en cuyo territorio aparece el evento.

3.   El Director General podrá nombrar, por iniciativa propia o a petición del Comité de Emergencias, a uno o más expertos técnicos que asesoren al Comité.

Artículo 49   Procedimiento

1.   El Director General convocará las reuniones del Comité de Emergencias seleccionando a algunos expertos entre aquellos a que se hace referencia en el párrafo 2 del artículo 48, habida cuenta de las esferas de competencia y la experiencia de mayor interés para el evento concreto de que se trate.   A los efectos del presente artículo, por «reuniones» del Comité de Emergencias se entenderá también las teleconferencias, videoconferencias o comunicaciones electrónicas.

2.   El Director General facilitará al Comité de Emergencias el orden del día y toda la información pertinente al evento, inclusive las informaciones

proporcionadas por los Estados Partes, así como las recomendaciones temporales cuya formulación proponga el Director General.

3. El Comité de Emergencias elegirá a un Presidente y preparará después de cada reunión una breve acta resumida de sus debates y deliberaciones, incluido todo asesoramiento sobre recomendaciones.

4. El Director General invitará al Estado Parte en cuyo territorio ocurre el evento a que exponga sus opiniones al Comité de Emergencias y, a tal efecto, le notificará las fechas y el orden del día de la reunión del Comité de Emergencias con la mayor antelación posible. El Estado de que se trate, sin embargo, no podrá pedir un aplazamiento de la reunión del Comité de Emergencias con el fin de exponerle sus opiniones.

5. La opinión del Comité de Emergencias se transmitirá al Director General para su examen. El Director General resolverá en última instancia sobre esos asuntos.

6. El Director General comunicará a los Estados Partes la aparición y la conclusión de una emergencia de salud pública de importancia internacional, todas las medidas sanitarias adoptadas por el Estado Parte de que se trate, y todas las recomendaciones temporales, así como las modificaciones, prórrogas o la anulación de esas recomendaciones, junto con la opinión del Comité de Emergencias. El Director General informará a los operadores de medios de transporte, por conducto de los Estados Partes, y a los organismos internacionales pertinentes de esas recomendaciones temporales, inclusive su modificación, prórroga o anulación. Subsiguientemente, el Director General pondrá a disposición del público en general esa información y las recomendaciones.

7. Los Estados Partes en cuyo territorio ocurre el evento podrán proponer al Director General que anule la declaración de emergencia de salud pública de importancia internacional y/o las recomendaciones temporales, y podrán realizar con ese fin una presentación ante el Comité de Emergencias.

Capítulo III - Comité de Examen

Artículo 50 Mandato y composición

1. El Director General establecerá un Comité de Examen, cuyas funciones serán las siguientes:

a)   formular recomendaciones técnicas al Director General respecto de las enmiendas al presente Reglamento;

b)   proporcionar asesoramiento técnico al Director General en relación con las recomendaciones permanentes, sus eventuales modificaciones o su anulación; y

c)   proporcionar asesoramiento técnico al Director General sobre los asuntos que éste le remita en relación con el funcionamiento del presente Reglamento.

2.   El Comité de Examen será considerado un comité de expertos y estará sujeto al Reglamento de los cuadros de expertos de la OMS, salvo cuando en el presente artículo se indique otra cosa.

3.   El Director General elegirá y designará a los miembros del Comité de Examen entre las personas que integran la Lista de Expertos del RSI y, cuando proceda, otros cuadros pertinentes de expertos de la Organización.

4.   El Director General determinará el número de miembros que se han de invitar a cada reunión del Comité de Examen, fijará la fecha y duración de la reunión, y convocará al Comité.

5.   El Director General nombrará a los miembros del Comité de Examen sólo para el periodo que dure el trabajo de una reunión.

6.   El Director General elegirá a los miembros del Comité de Examen sobre la base de los principios de representación geográfica equitativa, paridad entre los géneros, equilibrio de expertos de países desarrollados y países en desarrollo, representación de diferentes corrientes de pensamiento científico, enfoques y experiencia práctica en distintas partes del mundo y un equilibrio interdisciplinario adecuado.

Artículo 51   Funcionamiento

1.   Las decisiones del Comité de Examen se adoptarán por mayoría de los miembros presentes y votantes.

2.   El Director General invitará a los Estados Miembros, las Naciones Unidas y sus organismos especializados y otras organizaciones intergubernamentales u organizaciones no gubernamentales pertinentes que mantienen relaciones oficiales con la OMS a que designen representantes para que asistan a las reuniones del Comité. Esos representantes podrán presentar memorandos y, con

la anuencia del presidente, hacer declaraciones sobre los temas que se examinen, pero no tendrán derecho de voto.

Artículo 52   Informes

1.   En cada reunión, el Comité de Examen preparará un informe en el que se expondrá el dictamen del Comité. Este informe será aprobado por el Comité de Examen antes de que finalice la reunión. Su dictamen no obligará a la Organización y se emitirá al solo efecto de asesorar al Director General. El texto del informe no podrá ser modificado sin la anuencia del Comité.

2.   Si el Comité de Examen no logra unanimidad en sus conclusiones, todo miembro tendrá derecho a expresar su opinión profesional discrepante en un informe individual o colectivo en el que se expondrán las razones por las cuales se sostiene una opinión divergente y que formará parte del informe del Comité.

3.   El informe del Comité de Examen se someterá al Director General, quien comunicará el dictamen del Comité a la Asamblea de la Salud o al Consejo Ejecutivo, para que lo examinen y actúen al respecto.

Artículo 53   Procedimiento relativo a las recomendaciones permanentes

Cuando el Director General entienda que es necesaria y apropiada una recomendación permanente en relación con un riesgo específico para la salud pública, recabará la opinión del Comité de Examen. Además de los párrafos pertinentes de los artículos 50 a 52, se aplicarán también las disposiciones siguientes:

a)   las propuestas relativas a las recomendaciones permanentes, su modificación o su anulación podrán ser sometidas al Comité de Examen por el Director General o por los Estados Partes, por conducto del Director General;

b)   todo Estado Parte podrá presentar información pertinente para que el Comité la examine;

c)   el Director General podrá solicitar a cualquier Estado Parte, organización intergubernamental u organización no gubernamental que mantenga relaciones oficiales con la OMS, que ponga a disposición del Comité de Examen la información que obre en su poder concerniente al objeto de la recomendación permanente propuesta, según lo especifique el Comité;

d) el Director General, a petición del Comité de Examen o por propia iniciativa, podrá designar uno o más expertos técnicos que asesoren al Comité. Esos expertos técnicos no tendrán derecho de voto;

e) los informes en que se consigne el dictamen del Comité de Examen con respecto a las recomendaciones permanentes se presentarán al Director General, para que los examine y decida al respecto. El Director General comunicará el dictamen del Comité a la Asamblea de la Salud;

f) el Director General comunicará a los Estados Partes las recomendaciones permanentes, así como sus modificaciones o su anulación, junto con el dictamen del Comité de Examen;

g) el Director General someterá las recomendaciones permanentes a la consideración de la Asamblea de la Salud siguiente.

TÍTULO X - DISPOSICIONES FINALES

Artículo 54 Presentación de informes y examen

1. Los Estados Partes y el Director General informarán a la Asamblea de la Salud sobre la aplicación del presente Reglamento según decida la Asamblea de la Salud.

2. La Asamblea de la Salud examinará periódicamente el funcionamiento del presente Reglamento. Con ese fin podrá pedir asesoramiento al Comité de Examen por conducto del Director General. El primero de esos exámenes se realizará antes de que se cumplan cinco años de la entrada en vigor del Reglamento.

3. Periódicamente la OMS realizará estudios en los que se examinará y evaluará el funcionamiento del anexo 2. El primero de esos exámenes se realizará a más tardar un año después de la entrada en vigor del Reglamento. Los resultados de esos exámenes se someterán a la consideración de la Asamblea de la Salud según corresponda.

Artículo 55 Enmiendas

1. Cualquiera de los Estados Partes o el Director General podrán proponer enmiendas al presente Reglamento. Esas propuestas de enmienda se someterán a la consideración de la Asamblea de la Salud.

2. El texto de las enmiendas propuestas será transmitido por el Director General a todos los Estados Partes al menos cuatro meses antes de la reunión de la Asamblea de la Salud en la que se propondrá su consideración.

3. Las enmiendas del presente Reglamento que adopte la Asamblea de la Salud de conformidad con el presente artículo entrarán en vigor para todos los Estados Partes en los mismos términos y con sujeción a los mismos derechos y obligaciones previstos en el Artículo 22 de la Constitución de la OMS y en los artículos 59 a 64 del presente Reglamento.

Artículo 56   Solución de controversias

1. En caso de que se produzca una controversia entre dos o más Estados Partes acerca de la interpretación o la aplicación del presente Reglamento, los Estados Partes en cuestión tratarán de resolverla en primer lugar negociando entre ellos o de cualquier otra forma pacífica que elijan, incluidos los buenos oficios, la mediación o la conciliación. De no llegar a un entendimiento, las partes en disputa no estarán eximidas de seguir tratando de resolver la controversia.

2. En caso de que la controversia no se solucione por los medios descritos en el párrafo 1 del presente artículo, los Estados Partes en cuestión podrán acordar que se someta al Director General, quien hará todo lo posible por resolverla.

3. Todo Estado Parte podrá en cualquier momento declarar por escrito al Director General que reconoce como obligatorio el arbitraje para la solución de todas las controversias relativas a la interpretación o la aplicación del presente Reglamento en las que sea parte, o de una controversia concreta frente a otro Estado Parte que acepte la misma obligación. El arbitraje se realizará de acuerdo con el Reglamento Facultativo de la Corte Permanente de Arbitraje para el Arbitraje de Controversias entre Dos Estados vigente en el momento en que se formule la petición de arbitraje. Los Estados Partes que hayan acordado reconocer como obligatorio el arbitraje aceptarán el laudo arbitral con carácter vinculante y definitivo. El Director General informará a la Asamblea de la Salud acerca de dicha medida, según proceda.

4. Ninguna disposición del presente Reglamento menoscabará los derechos de que gocen los Estados Partes en virtud de un acuerdo internacional en el que puedan ser partes a recurrir a los mecanismos de solución de controversias de otras organizaciones intergubernamentales o establecidos en virtud de un acuerdo internacional.

5.   En caso de que se produzca una controversia entre la OMS y uno o más Estados Partes respecto a la interpretación o aplicación del presente Reglamento, la cuestión será sometida a la Asamblea de la Salud.

Artículo 57   Relación con otros acuerdos internacionales

1.   Los Estados Partes reconocen que el RSI y demás acuerdos internacionales pertinentes deben interpretarse de forma que sean compatibles. Las disposiciones del RSI no afectarán a los derechos y obligaciones de ningún Estado Parte que deriven de otros acuerdos internacionales.

2.   Sin perjuicio de lo dispuesto en el párrafo 1 del presente artículo, ninguna disposición del presente Reglamento impedirá que los Estados Partes que tengan algunos intereses en común debido a sus condiciones sanitarias, geográficas, sociales o económicas concluyan tratados o acuerdos especiales con objeto de facilitar la aplicación del presente Reglamento, y en particular en lo que respecta a las cuestiones siguientes:

a)   intercambio rápido y directo de información concerniente a la salud pública entre territorios vecinos de diferentes Estados;

b)   medidas sanitarias aplicables al tráfico costero internacional y al tránsito internacional por aguas bajo su jurisdicción;

c)   medidas sanitarias aplicables en la frontera común de territorios contiguos de diferentes Estados;

d)   arreglos para el traslado de personas afectadas o restos humanos afectados por medios de transporte especialmente adaptados para ese objeto; y

e)   desratización, desinsectación, desinfección, descontaminación u otros tratamientos concebidos para eliminar de las mercancías los agentes patógenos.

3.   Sin perjuicio de las obligaciones que contraen en virtud del presente Reglamento, los Estados Partes que sean miembros de una organización de integración económica regional aplicarán en sus relaciones mutuas las normas comunes en vigor en esa organización de integración económica regional.

Artículo 58 Acuerdos y reglamentos sanitarios internacionales

1.   Sin perjuicio de lo dispuesto en el artículo 62 y de las excepciones que a continuación se expresan, el presente Reglamento sustituirá las disposiciones de los siguientes acuerdos y reglamentos sanitarios internacionales entre los Estados obligados por sus estipulaciones y entre esos Estados y la OMS:

a)   Convención Sanitaria Internacional, firmada en París el 21 de junio de 1926;

b)   Convención Sanitaria Internacional sobre Navegación Aérea, firmada en La Haya el 12 de abril de 1933;

c)   Acuerdo Internacional sobre Supresión de las Patentes de Sanidad, firmado en París el 22 de diciembre de 1934;

d)   Acuerdo Internacional sobre Supresión de Visas Consulares en las Patentes de Sanidad, firmado en París el 22 de diciembre de 1934;

e)   Convención firmada en París el 31 de octubre de 1938 para modificar la Convención Sanitaria Internacional del 21 de junio de 1926;

f)   Convención Sanitaria Internacional de 1944, puesta a la firma en Washington el 15 de diciembre de 1944 para modificar la Convención Sanitaria Internacional del 21 de junio de 1926;

g)   Convención Sanitaria Internacional sobre Navegación Aérea de 1944, puesta a la firma en Washington el 15 de diciembre de 1944 para modificar la Convención del 12 de abril de 1933;

h)   Protocolo de 23 de abril de 1946 firmado en Washington para prorrogar la vigencia de la Convención Sanitaria Internacional de 1944;

i)   Protocolo de 23 de abril de 1946 firmado en Washington para prorrogar la vigencia de la Convención Sanitaria Internacional sobre Navegación Aérea de 1944;

j)   Reglamento Sanitario Internacional de 1951 y Reglamentos Adicionales de 1955, 1956, 1960, 1963 y 1965; y

k)   Reglamento Sanitario Internacional de 1969, y las modificaciones de 1973 y 1981.

2.   Seguirá en vigor el Código Sanitario Panamericano, firmado en La Habana el 14 de noviembre de 1924, con excepción de los artículos 2, 9, 10, 11, 16 a 53

inclusive, 61 y 62, a los cuales se aplicarán las disposiciones pertinentes del párrafo 1 del presente artículo.

Artículo 59   Entrada en vigor; plazo para la recusación o la formulación de reservas

1.   De conformidad con lo preceptuado en el Artículo 22 de la Constitución de la OMS, el plazo hábil para recusar el presente Reglamento o una enmienda del mismo o para formular reservas a sus disposiciones o a las enmiendas será de 18 meses desde la fecha en que el Director General notifique la adopción del Reglamento o de una enmienda del mismo por la Asamblea de la Salud.   No surtirán efecto las notificaciones de recusación ni las reservas que reciba el Director General después de vencido ese plazo.

2.   El presente Reglamento entrará en vigor 24 meses después de la fecha de la notificación a que se hace referencia en el párrafo 1 del presente artículo, salvo para:

a)   los Estados que hayan recusado el presente Reglamento o una enmienda del mismo de conformidad con el artículo 61;

b)   los Estados que hayan formulado una reserva, para los que el presente Reglamento entrará en vigor según lo previsto en el artículo 62;

c)   los Estados que pasen a ser Miembros de la OMS después de la fecha de la notificación del Director General a que se hace referencia en el párrafo 1 del presente artículo y que no sean ya partes en el presente Reglamento, para los cuales éste entrará en vigor según lo previsto en el artículo 60; y

d)   los Estados que no son Miembros de la OMS pero aceptan el presente Reglamento, para los cuales entrará en vigor de conformidad con las disposiciones del párrafo 1 del artículo 64.

3.   Si un Estado no puede ajustar plenamente sus disposiciones legislativas y administrativas al presente Reglamento dentro del plazo establecido en el párrafo 2 del presente artículo, dicho Estado presentará al Director General, dentro del plazo establecido en el párrafo 1 del presente artículo, una declaración sobre los ajustes pendientes, y ultimará esos ajustes a más tardar 12 meses después de la entrada en vigor del presente Reglamento para ese Estado Parte.

Artículo 60   Nuevos Estados Miembros de la OMS

Cualquier Estado que, después de la fecha de la notificación del Director General a que se hace referencia en el párrafo 1 del artículo 59, ingrese en la Organización en calidad de Miembro y que no sea ya parte en el presente Reglamento podrá notificar su recusación de éste o formular reservas respecto de sus disposiciones en el plazo de doce meses contados desde la fecha de la notificación que le envíe el Director General tras adquirir la condición de Miembro de la OMS. Si a la expiración del plazo indicado no ha sido recusado, el presente Reglamento entrará en vigor para ese Estado con sujeción a las disposiciones de los artículos 62 y 63. En ningún caso entrará en vigor para ese Estado antes de que hayan transcurrido 24 meses desde la fecha de notificación a que se hace referencia en el párrafo 1 del artículo 59.

Artículo 61   Recusación

Si un Estado notifica al Director General su recusación del presente Reglamento o de una enmienda del mismo dentro del plazo previsto en el párrafo 1 del artículo 59, dicho Reglamento o la enmienda en cuestión no entrará en vigor para ese Estado. Los acuerdos o reglamentos sanitarios internacionales enumerados en el artículo 58 y en los que ese Estado sea ya Parte se mantendrán en vigor para ese Estado.

Artículo 62   Reservas

1.   Los Estados podrán formular reservas al presente Reglamento de conformidad con el presente artículo. Esas reservas no podrán ser incompatibles con el objetivo y la finalidad del Reglamento.

2.   Las reservas al presente Reglamento se comunicarán al Director General de conformidad con lo dispuesto en el párrafo 1 del artículo 59 y en el artículo 60, el párrafo 1 del artículo 63 o el párrafo 1 del artículo 64, según el caso. Los Estados que no sean Miembros de la OMS podrán formular reservas en el momento en que notifiquen al Director General su aceptación del presente Reglamento. Los Estados que formulen reservas deberán comunicar al Director General los motivos de dichas reservas.

3.   La recusación de una parte del presente Reglamento se considerará una reserva.

4. De conformidad con el párrafo 2 del artículo 65, el Director General enviará notificación de toda reserva recibida con arreglo al párrafo 2 del presente artículo; y

   a) si la reserva se hubiera formulado antes de la entrada en vigor del presente Reglamento, el Director General pedirá a los Estados Miembros que no hayan recusado el presente Reglamento que se le informe, en un plazo de seis meses, de cualquier objeción planteada a las reservas, o

   b) si la reserva se hubiera formulado después de la entrada en vigor del presente Reglamento, el Director General pedirá a los Estados Partes que se le informe, en un plazo de seis meses, de cualquier objeción planteada a las reservas.

Los Estados Partes que planteen objeciones a las reservas deberán comunicar al Director General los motivos de dichas objeciones.

5. Transcurrido ese plazo, el Director General comunicará a todos los Estados Partes las objeciones planteadas a las reservas. A menos que dentro del plazo de seis meses a contar desde la fecha de la notificación mencionada en el párrafo 4 del presente artículo una reserva haya sido objetada por un tercio de los Estados a que hace referencia el párrafo 4 del presente artículo, se considerará aceptada y el presente Reglamento entrará en vigor para el Estado que la haya presentado, con la salvedad de la propia reserva.

6. Si por lo menos un tercio de los Estados a que hace referencia el párrafo 4 del presente artículo plantean objeciones a una reserva dentro del plazo de seis meses a contar desde la fecha de la notificación mencionada en el párrafo 4 del presente artículo, el Director General notificará de ello al Estado que presentó la reserva con miras a que considere la posibilidad de retirarla dentro de un plazo de tres meses a contar desde la fecha en que el Director General cursó la notificación.

7. El Estado que haya formulado una reserva deberá seguir cumpliendo las obligaciones que hubiera contraído en relación con el asunto objeto de la reserva en virtud de los acuerdos o reglamentos sanitarios internacionales enumerados en el artículo 58.

8. Si el Estado que formula una reserva no la retira en un plazo de tres meses a contar desde la fecha en que el Director General efectuó la notificación mencionada en el párrafo 6 del presente artículo, el Director General recabará la opinión del Comité de Examen si así lo solicita el Estado que formuló la reserva. El Comité de Examen asesorará al Director General, tan pronto como sea

posible y de conformidad con el artículo 50, sobre las consecuencias prácticas de la reserva en la aplicación del presente Reglamento.

9. El Director General someterá la reserva formulada y, si procede, las opiniones del Comité de Examen a la consideración de la Asamblea de la Salud. Si la Asamblea de la Salud, con el voto de una mayoría, plantea objeciones a la reserva por entender que es incompatible con el objetivo y la finalidad del presente Reglamento, la reserva no se aceptará, y el presente Reglamento entrará en vigor para el Estado que haya formulado la reserva, únicamente después de que la haya retirado con arreglo al artículo 63. Si la Asamblea de la Salud acepta la reserva, el presente Reglamento entrará en vigor para el Estado que ha formulado la reserva, sin perjuicio de la misma.

Artículo 63 Retiro de recusaciones o reservas

1. Todo Estado podrá retirar en cualquier momento la recusación presentada de conformidad con el artículo 61 mediante notificación al Director General. En esos casos, el presente Reglamento entrará en vigor para ese Estado cuando el Director General reciba la notificación, salvo que el Estado haya formulado una reserva en el momento de retirar su recusación, en cuyo caso el presente Reglamento entrará en vigor según lo previsto en el artículo 62. En ningún caso entrará en vigor el presente Reglamento para ese Estado antes de que hayan transcurrido 24 meses desde la fecha de la notificación a que se hace referencia en el párrafo 1 del artículo 59.

2. El Estado Parte en cuestión podrá retirar en cualquier momento las reservas, en todo o en parte, mediante notificación al Director General. En ese caso, la retirada tendrá efecto a partir de la fecha en que el Director General reciba la notificación.

Artículo 64 Estados que no son Miembros de la OMS

1. Los Estados que sin ser Miembros de la OMS sean partes en cualquiera de los acuerdos o reglamentos sanitarios internacionales enumerados en el artículo 58 o a los que el Director General haya notificado la adopción del presente Reglamento por la Asamblea de la Salud podrán ser partes en el mismo significando su aceptación al Director General y, con sujeción a lo dispuesto en el artículo 62, esa aceptación surtirá efecto desde la fecha de entrada en vigor del presente Reglamento o, si se notifica después de esa fecha, tres meses después de que el Director General haya recibido la notificación de aceptación.

2. Los Estados que sin ser Miembros de la OMS lleguen a ser partes en el presente Reglamento podrán, en todo momento, dejar de participar en su aplicación enviando al Director General la oportuna notificación, que surtirá efecto seis meses después de la fecha en que la reciba el Director General. A partir de ese momento, el Estado que haya dejado de ser parte en el Reglamento deberá reanudar la aplicación de las disposiciones de todos los acuerdos o reglamentos sanitarios internacionales mencionados en el artículo 58 en los que dicho Estado fuera parte anteriormente.

Artículo 65 Notificaciones del Director General

1. El Director General notificará a todos los Estados Miembros y Miembros Asociados de la OMS, y a las demás partes en los acuerdos o reglamentos sanitarios internacionales mencionados en el artículo 58, la adopción del presente Reglamento por la Asamblea de la Salud.

2. El Director General notificará además a esos Estados, y a cualquier otro que llegue a ser parte en el presente Reglamento o en cualquier modificación del mismo, todas las enmiendas que la OMS reciba de conformidad con lo dispuesto en los artículos 60 a 64, respectivamente, y todas las decisiones que tome la Asamblea de la Salud en cumplimiento del artículo 62.

Artículo 66 Textos auténticos

1. Los textos en árabe, chino, español, francés, inglés y ruso del presente Reglamento serán igualmente auténticos. Los textos originales del presente Reglamento serán depositados en los archivos de la OMS.

2. El Director General entregará, con la notificación a que hace referencia el párrafo 1 del artículo 59, copia certificada del presente Reglamento a todos los Miembros y Miembros Asociados y a las demás partes en los acuerdos o reglamentos sanitarios internacionales mencionados en el artículo 58.

3. A la entrada en vigor del presente Reglamento, el Director General entregará al Secretario General de las Naciones Unidas copia certificada del mismo para el cumplimiento del trámite de registro previsto en el artículo 102 de la Carta de las Naciones Unidas.

ANEXOS

ANEXO 1

A. CAPACIDAD BÁSICA NECESARIA PARA LAS TAREAS DE VIGILANCIA Y RESPUESTA

1.   Los Estados Partes utilizarán las estructuras y recursos nacionales existentes para cumplir los requisitos de capacidad básica que establece el Reglamento con respecto, entre otras cosas, a lo siguiente:

a)   sus actividades de vigilancia, presentación de informes, notificación, verificación, respuesta y colaboración; y

b)   sus actividades con respecto a los aeropuertos, puertos y pasos fronterizos terrestres designados.

2.   Cada Estado Parte evaluará, dentro de un plazo de dos años contados a partir de la entrada en vigor del presente Reglamento para esa Parte, la capacidad de las estructuras y recursos nacionales existentes para cumplir los requisitos mínimos descritos en el presente anexo. Como consecuencia de esta evaluación, los Estados Partes elaborarán y pondrán en práctica planes de acción para garantizar que estas capacidades básicas existan y estén operativas en todo su territorio según se establece en el párrafo 1 del artículo 5 y el párrafo 1 del artículo 13.

3.   Los Estados Partes y la OMS prestarán apoyo a los procesos de evaluación, planificación y puesta en práctica previstos en el presente anexo.

4.   En el nivel de la comunidad local y/o en el nivel primario de respuesta de salud pública

Capacidad para:

a)   detectar eventos que supongan niveles de morbilidad o mortalidad superiores a los previstos para un tiempo y lugar determinados, en todas las zonas del territorio del Estado Parte; y

b)   comunicar de inmediato al nivel apropiado de respuesta de salud pública toda la información esencial disponible. En el nivel de la comunidad, la información se comunicará a las instituciones comunitarias locales de atención de salud o al personal de salud apropiado. En el nivel primario de respuesta de salud pública, la información se comunicará a los niveles intermedio y nacional de respuesta, según sean las estructuras orgánicas. A los efectos del presente anexo, la información esencial incluye lo siguiente: descripciones clínicas, resultados de laboratorio, origen y naturaleza del riesgo, número de casos humanos y de defunciones, condiciones que influyen en la propagación de la enfermedad y medidas sanitarias aplicadas; y

c)   aplicar de inmediato medidas preliminares de control.

5.   En los niveles intermedios de respuesta de salud pública

Capacidad para:

a)   confirmar el estado de los eventos notificados y apoyar o aplicar medidas adicionales de control; y

b)   evaluar inmediatamente los eventos notificados y, si se considera que son apremiantes, comunicar al nivel nacional toda la información esencial. A los efectos del presente anexo, son criterios para considerar apremiante un evento las repercusiones de salud pública graves y/o el carácter inusitado o inesperado, junto con un alto potencial de propagación.

6.   En el nivel nacional

Evaluación y notificación. Capacidad para:

    a)   evaluar dentro de las 48 horas todas las informaciones relativas a eventos apremiantes; y

    b)   notificar el evento inmediatamente a la OMS, por conducto del Centro Nacional de Enlace para el RSI, cuando la evaluación indique que es de obligada notificación conforme a lo estipulado en el párrafo 1 del artículo 6 y en el anexo 2, e informar a la OMS según lo previsto en el artículo 7 y en el párrafo 2 del artículo 9.

Respuesta de salud pública. Capacidad para:

    a)   determinar rápidamente las medidas de control necesarias a fin de prevenir la propagación nacional e internacional;

    b)   prestar apoyo mediante personal especializado, el análisis de muestras en laboratorio (localmente o en centros colaboradores) y asistencia logística (por ejemplo, equipo, suministros y transporte);

    c)   prestar la asistencia necesaria *in situ* para complementar las investigaciones locales;

    d)   facilitar un enlace operativo directo con funcionarios superiores del sector de la salud y otros sectores para aprobar y aplicar rápidamente medidas de contención y control;

    e)   facilitar el enlace directo con otros ministerios pertinentes de los gobiernos;

    f)   facilitar enlaces, por los medios de comunicación más eficaces disponibles, con hospitales, dispensarios, aeropuertos, puertos, pasos fronterizos terrestres, laboratorios y otras áreas operativas clave, para difundir la información y las recomendaciones recibidas de la OMS relativas a eventos ocurridos en el propio territorio del Estado Parte y en los territorios de otros Estados Partes;

    g)   establecer, aplicar y mantener un plan nacional de respuesta de emergencia de salud pública, inclusive creando equipos multidisciplinarios/multisectoriales para responder a los eventos que puedan constituir una emergencia de salud pública de importancia internacional; y

    h)   realizar lo anterior durante las 24 horas del día.

B. CAPACIDAD BÁSICA NECESARIA EN LOS AEROPUERTOS, PUERTOS Y PASOS FRONTERIZOS TERRESTRES DESIGNADOS

1.   En todo momento

Capacidad para:

    a)   ofrecer acceso *i)* a un servicio médico apropiado, incluidos medios de diagnóstico situados de manera tal que permitan la evaluación y atención inmediatas de los viajeros enfermos, y *ii)* a personal, equipo e instalaciones adecuados;

b)   ofrecer acceso a equipo y personal para el transporte de los viajeros enfermos a una dependencia médica apropiada;

c)   facilitar personal capacitado para la inspección de los medios de transporte;

d)   velar por que gocen de un entorno saludable los viajeros que utilicen las instalaciones y servicios de un punto de entrada, en particular de abastecimiento de agua potable, restaurantes, servicios de abastecimiento de comidas para vuelos, aseos públicos, servicios de eliminación de desechos sólidos y líquidos y otras áreas de posible riesgo, ejecutando con ese fin los programas de inspección apropiados; y

e)   disponer en lo posible de un programa y de personal capacitado para el control de vectores y reservorios en los puntos de entrada y sus cercanías.

2.   Para responder a eventos que puedan constituir una emergencia de salud pública de importancia internacional.

Capacidad para:

a)   responder adecuadamente en caso de emergencia de salud pública, estableciendo y manteniendo un plan de contingencia para emergencias de ese tipo, incluido el nombramiento de un coordinador y puntos de contacto para el punto de entrada pertinente, y los organismos y servicios de salud pública y de otro tipo que corresponda;

b)   ocuparse de la evaluación y la atención de los viajeros o animales afectados, estableciendo acuerdos con los servicios médicos y veterinarios locales para su aislamiento, tratamiento y demás servicios de apoyo que puedan ser necesarios;

c)   ofrecer un espacio adecuado para entrevistar a las personas sospechosas o afectadas al que no tengan acceso los demás viajeros;

d)   ocuparse de la evaluación y, de ser necesario, la cuarentena de los viajeros sospechosos, de preferencia en instalaciones alejadas del punto de entrada;

e)   aplicar las medidas recomendadas para desinsectizar, desratizar, desinfectar, descontaminar o someter a otro tratamiento equipajes, cargas, contenedores, medios de transporte, mercancías o paquetes postales, inclusive, cuando corresponda, en lugares designados y equipados especialmente a ese efecto;

f)   aplicar controles de entrada o salida a los viajeros que lleguen o partan; y

g)   ofrecer acceso a un equipo designado especialmente para el traslado de los viajeros que puedan ser portadores de infección o contaminación, así como a personal capacitado y dotado de la debida protección personal.

ANEXO 2
INSTRUMENTO DE DECISIÓN PARA LA EVALUACIÓN Y NOTIFICACIÓN DE EVENTOS QUE PUEDEAN CONSTITUIR UNA EMERGENCIA DE SALUD PÚBLICA DE IMPORTANCIA INTERNACIONAL

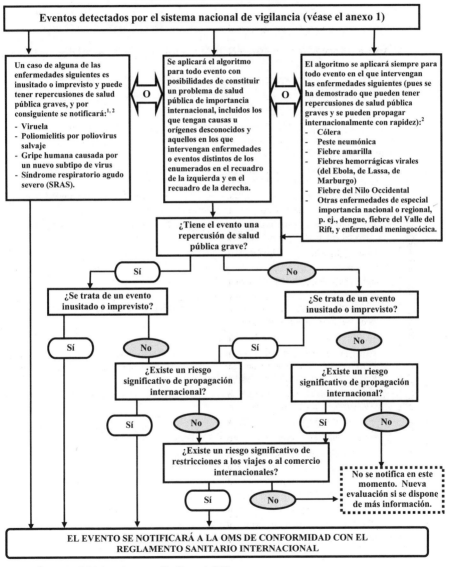

Eventos detectados por el sistema nacional de vigilancia (véase el anexo 1)

Un caso de alguna de las enfermedades siguientes es inusitado o imprevisto y puede tener repercusiones de salud pública graves, y por consiguiente se notificará:[1, 2]
- Viruela
- Poliomielitis por poliovirus salvaje
- Gripe humana causada por un nuevo subtipo de virus
- Síndrome respiratorio agudo severo (SRAS).

O

Se aplicará el algoritmo para todo evento con posibilidades de constituir un problema de salud pública de importancia internacional, incluidos los que tengan causas u orígenes desconocidos y aquellos en los que intervengan enfermedades o eventos distintos de los enumerados en el recuadro de la izquierda y en el recuadro de la derecha.

O

El algoritmo se aplicará siempre para todo evento en el que intervengan las enfermedades siguientes (pues se ha demostrado que pueden tener repercusiones de salud pública graves y se pueden propagar internacionalmente con rapidez):[2]
- Cólera
- Peste neumónica
- Fiebre amarilla
- Fiebres hemorrágicas virales (del Ebola, de Lassa, de Marburgo)
- Fiebre del Nilo Occidental
- Otras enfermedades de especial importancia nacional o regional, p. ej., dengue, fiebre del Valle del Rift, y enfermedad meningocócica.

¿Tiene el evento una repercusión de salud pública grave?

Sí — No

¿Se trata de un evento inusitado o imprevisto?

Sí — No

¿Se trata de un evento inusitado o imprevisto?

Sí — No

¿Existe un riesgo significativo de propagación internacional?

Sí — No

¿Existe un riesgo significativo de propagación internacional?

Sí — No

¿Existe un riesgo significativo de restricciones a los viajes o al comercio internacionales?

Sí — No

No se notifica en este momento. Nueva evaluación si se dispone de más información.

EL EVENTO SE NOTIFICARÁ A LA OMS DE CONFORMIDAD CON EL REGLAMENTO SANITARIO INTERNACIONAL

[1] Según las definiciones de casos establecidas por la OMS.
[2] Esta lista de enfermedades se utilizará exclusivamente para los fines del presente Reglamento.

EJEMPLOS DE APLICACIÓN DEL INSTRUMENTO DE DECISIÓN PARA LA EVALUACIÓN Y LA NOTIFICACIÓN DE EVENTOS QUE PUEDEN CONSTITUIR UNA EMERGENCIA DE SALUD PÚBLICA DE IMPORTANCIA INTERNACIONAL

Los ejemplos que figuran en este anexo no son vinculantes y se presentan a título indicativo, para facilitar la interpretación de los criterios del instrumento de decisión.

¿ CUMPLE EL EVENTO AL MENOS DOS DE LOS CRITERIOS SIGUIENTES?

<table>
<tr><td rowspan="5">¿Tiene el evento una repercusión de salud pública grave?</td><td>I. ¿Tiene el evento una repercusión de salud pública grave?</td></tr>
<tr><td>1. ¿Es alto el número de casos y/o el número de defunciones relacionados con este tipo de evento en el lugar, el momento o la población de que se trata?</td></tr>
<tr><td>2. ¿Es posible que el evento tenga una gran repercusión en la salud pública?
EJEMPLOS DE CIRCUNSTANCIAS QUE CONTRIBUYEN A QUE LA REPERCUSIÓN EN LA SALUD PÚBLICA SEA GRANDE:
✓ Evento causado por un patógeno con grandes posibilidades de provocar epidemias (infecciosidad del agente, letalidad elevada, múltiples vías de transmisión o portador sano).
✓ Indicación de fracaso del tratamiento (resistencia a los antibióticos nueva o emergente, ineficacia de la vacuna, resistencia al antídoto, ineficacia del antídoto).
✓ El evento constituye un riesgo significativo para la salud pública aun cuando se hayan observado muy pocos casos humanos o ninguno.
✓ Casos notificados entre el personal de salud.
✓ La población en riesgo es especialmente vulnerable (refugiados, bajo nivel de inmunización, niños, ancianos, inmunidad baja, desnutridos, etc.).
✓ Factores concomitantes que pueden dificultar o retrasar la respuesta de salud pública (catástrofes naturales, conflictos armados, condiciones meteorológicas desfavorables, focos múltiples en el Estado Parte).
✓ Evento en una zona con gran densidad de población.
✓ Dispersión de materiales tóxicos, infecciosos, o peligrosos por alguna otra razón, de origen natural u otro, que hayan contaminado o tengan posibilidades de contaminar una población y/o una extensa zona geográfica.</td></tr>
<tr><td>3. ¿Se necesita ayuda externa para detectar e investigar el evento en curso, responder a él y controlarlo, o para prevenir nuevos casos?
EJEMPLOS DE CUÁNDO PUEDE NECESITARSE AYUDA:
✓ Recursos humanos, financieros, materiales o técnicos insuficientes, en particular:
- Insuficiente capacidad de laboratorio o epidemiológica para investigar el evento (equipo, personal, recursos financieros).
- Insuficiencia de antídotos, medicamentos y/o vacunas y/o equipo de protección, de descontaminación o de apoyo, para atender las necesidades estimadas.
- El sistema de vigilancia existente es inadecuado para detectar a tiempo nuevos casos.</td></tr>
<tr><td>¿TIENE EL EVENTO UNA REPERCUSIÓN DE SALUD PÚBLICA GRAVE?
Conteste «sí» si ha contestado «sí» a las preguntas 1, 2 ó 3 supra.</td></tr>
</table>

	II. ¿Se trata de un evento inusitado o imprevisto?
¿Se trata de un evento inusitado o imprevisto?	4. *¿Es un evento inusitado?* EJEMPLOS DE EVENTOS INUSITADOS: ✓ El evento es causado por un agente desconocido, o bien la fuente, el vehículo o la vía de transmisión son inusitados o desconocidos. ✓ La evolución de los casos (incluida la morbilidad o la letalidad) es más grave de lo previsto o presenta síntomas no habituales. ✓ La manifestación del evento mismo resulta inusual para la zona, la estación o la población. 5. *¿Es un evento imprevisto desde una perspectiva de salud pública?* EJEMPLOS DE EVENTOS IMPREVISTOS: ✓ Evento causado por una enfermedad o un agente ya eliminado o erradicado del Estado Parte o no notificado anteriormente.
	¿SE TRATA DE UN EVENTO INUSITADO O IMPREVISTO? **Conteste «sí» si ha contestado «sí» a las preguntas 4 ó 5 *supra*.**

	III. ¿Existe un riesgo significativo de propagación internacional?
¿Existe un riesgo significativo de propagación internacional?	6. *¿Hay pruebas de una relación epidemiológica con eventos similares ocurridos en otros Estados Partes?* 7. *¿Hay algún factor que alerte sobre el posible desplazamiento transfronterizo del agente, vehículo o huésped?* EJEMPLOS DE CIRCUNSTANCIAS QUE PUEDEN PREDISPONER PARA LA PROPAGACIÓN INTERNACIONAL: ✓ Cuando hay pruebas de propagación local, un caso índice (u otros casos relacionados) con antecedentes en el curso del mes anterior de: - viaje internacional (o lapso equivalente al periodo de incubación si se conoce el patógeno) - participación en una reunión internacional (peregrinación, acontecimiento deportivo, conferencia, etc.) - estrecho contacto con un viajero internacional o una población muy móvil. ✓ Evento causado por una contaminación ambiental que puede traspasar las fronteras internacionales. ✓ Evento ocurrido en una zona de intenso tráfico internacional con limitada capacidad de control sanitario o de detección o descontaminación ambiental.
	¿EXISTE UN RIESGO SIGNIFICATIVO DE PROPAGACIÓN INTERNACIONAL? **Conteste «sí» si ha contestado «sí» a las preguntas 6 ó 7 *supra*.**

¿Existe un riesgo de restricciones internacionales?	**IV. ¿Existe un riesgo significativo de restricciones internacionales a los viajes o al comercio?**
	8. *¿A raíz de eventos similares anteriores se impusieron restricciones internacionales al comercio o los viajes?*
	9. *¿Se sospecha o se sabe que la fuente es un alimento, el agua o cualquier otra mercancía que pueda estar contaminada y que se haya exportado a otros Estados o importado de otros Estados?*
	10. *¿Se ha producido el evento en conexión con alguna reunión internacional o en una zona de intenso turismo internacional?*
	11. *¿Ha dado lugar el evento a solicitudes de más información por parte de funcionarios extranjeros o medios de comunicación internacionales?*
	¿EXISTE UN RIESGO SIGNIFICATIVO DE RESTRICCIONES INTERNACIONALES AL COMERCIO O A LOS VIAJES? **Conteste «sí» si ha contestado «sí» a las preguntas 8, 9, 10 u 11 *supra*.**

Los Estados Partes que hayan contestado «sí» a la pregunta sobre si el evento satisface dos de los cuatro criterios (I-IV) anteriores deberán cursar una notificación a la OMS con arreglo al artículo 6 del Reglamento Sanitario Internacional.

MODELO DE CERTIFICADO DE EXENCIÓN DEL CONTROL DE SANIDAD A BORDO/CERTIFICADO DE CONTROL DE SANIDAD A BORDO

Puerto de .... Fecha ....

El presente Certificado da fe de la inspección y 1) la exención del control o 2) las medidas de control aplicadas

Nombre de la embarcación de navegación marítima o interior .... Pabellón .... Matrícula/N° OMI ....

En el momento de la inspección las bodegas estaban vacías/cargadas con .... toneladas de ....carga

Nombre y dirección del inspector ....

Certificado de exención del control de sanidad a bordo

Áreas [sistemas y servicios] inspeccionados	Pruebas encontradas[1]	Resultados de las muestras[2]	Documentos examinados
Cocina			Registro médico
Despensa			Cuaderno de bitácora
Almacenes			Otros
Bodega(s)/carga			
Camarotes:			
- tripulación			
- oficiales			
- pasajeros			
- cubierta			
Agua potable			
Aguas residuales			
Depósitos de lastre			
Desechos sólidos y médicos			
Agua estancada			
Sala de máquinas			
Servicios médicos			
Otras áreas especificadas (véase el apéndice)			
Indique con N/P las áreas donde no proceda			

No se hallaron pruebas. La embarcación está exenta de medidas de control.

Nombre y cargo del funcionario que expide el certificado .... Firma y sello ....

[1] a) Pruebas de infección o contaminación, que comprenden: vectores en cualquier etapa de crecimiento; reservorios animales de vectores; roedores u otras especies que podrían ser portadoras de enfermedades humanas, riesgos microbiológicos, químicos y de otra índole para la salud humana; indicios de medidas sanitarias insuficientes. b) Información de que se han presentado casos humanos (que hayan de consignarse en la Declaración Marítima de Sanidad).

[2] Resultados de las muestras tomadas a bordo. El análisis se hará llegar al capitán de la embarcación por el medio más rápido posible y, en caso de que se requiera una reinspección, al siguiente puerto de escala que convenga y que coincida con la fecha que se consigne en este certificado para la reinspección.

Los certificados de exención del control de sanidad a bordo y los certificados de control de sanidad a bordo tienen una validez máxima de seis meses, que podrá prorrogarse un mes si no es posible realizar la inspección en el puerto y no hay pruebas de infección o contaminación.

Certificado de control de sanidad a bordo

Medidas de control aplicadas	Fecha de reinspección	Observaciones sobre las condiciones encontradas

Las medidas de control consignadas se aplicaron en la fecha que figura a continuación.

Fecha ....

APÉNDICE DEL MODELO DE CERTIFICADO DE EXENCIÓN DEL CONTROL DE SANIDAD A BORDO/CERTIFICADO DE CONTROL DE SANIDAD A BORDO

Áreas/servicios/sistemas inspeccionados	Pruebas encontradas	Resultados de las muestras	Documentos examinados	Medidas de control aplicadas	Fecha de reinspección	Observaciones sobre las condiciones encontradas
Alimentos						
Procedencia						
Almacenamiento						
Preparación						
Servicio						
Agua						
Procedencia						
Almacenamiento						
Distribución						
Desechos						
Almacenamiento						
Tratamiento						
Evacuación						
Piscinas/gimnasios						
Equipo						
Funcionamiento						
Servicios médicos						
Equipo y dispositivos médicos						
Funcionamiento						
Medicamentos						
Otras áreas inspeccionadas						

Si algo no procede en alguna de las áreas enumeradas, escriba n/p.

66

ANEXO 4

PRESCRIPCIONES TÉCNICAS RELATIVAS A LOS MEDIOS DE TRANSPORTE Y LOS OPERADORES DE MEDIOS DE TRANSPORTE

Sección A. Operadores de medios de transporte

1.   Los operadores de medios de transporte facilitarán:

   a)   las inspecciones de la carga, los contenedores y el medio de transporte;

   b)   los exámenes médicos de las personas a bordo;

   c)   la aplicación de otras medidas sanitarias de conformidad con el presente Reglamento; y

   d)   la presentación de la información pertinente a la salud pública que solicite el Estado Parte.

2.   Los operadores de medios de transporte presentarán a la autoridad competente un certificado válido de exención del control de sanidad a bordo, o un certificado válido de control de sanidad a bordo o una Declaración Marítima de Sanidad o una Declaración General de Aeronave, parte sanitaria, con arreglo al presente Reglamento.

Sección B. Medios de transporte

1.   Las medidas de control a las que sean sometidos equipajes, cargas, contenedores, medios de transporte o mercancías en virtud del presente Reglamento se aplicarán de manera adecuada para evitar en lo posible cualquier perjuicio o molestia a las personas o cualquier daño a los equipajes, las cargas, los contenedores, los medios de transporte o las mercancías.   Siempre que sea posible y apropiado, las medidas de control se aplicarán cuando el medio de transporte y las bodegas estén vacíos.

2.   Los Estados Partes consignarán por escrito las medidas aplicadas a una carga, un contenedor o un medio de transporte, las partes tratadas, los métodos empleados, y los motivos de su aplicación. Tratándose de aeronaves, esta información se comunicará por escrito a la persona a cargo de la aeronave, y tratándose de embarcaciones, se consignará en el certificado de control de sanidad a bordo.   En el caso de otras cargas, contenedores o medios de transporte, los Estados Partes facilitarán esa información por escrito a los consignadores, consignatarios, transportistas, la persona a cargo del medio de transporte o los agentes respectivos.

ANEXO 5

MEDIDAS CONCRETAS RELATIVAS A LAS ENFERMEDADES
TRANSMITIDAS POR VECTORES

1.   La OMS publicará periódicamente una lista de las zonas que son objeto de una recomendación de que se desinsecten los medios de transporte procedentes de ellas u otras medidas de lucha antivectorial.   La determinación de esas zonas se hará de conformidad con los procedimientos relativos a las recomendaciones temporales o permanentes, según proceda.

2.   Los medios de transporte que abandonen un punto de entrada situado en una zona que sea objeto de una recomendación de que se controlen los vectores deben ser desinsectados y mantenidos exentos de vectores.   Deberán emplearse, cuando los haya, los métodos y materiales reconocidos por la Organización para estos procesos.   Se dejará constancia de la presencia de vectores a bordo de un medio de transporte y de las medidas de control aplicadas para erradicarlos:

   a)   tratándose de una aeronave, en la parte sanitaria de la Declaración General de Aeronave, a menos que esa parte de la Declaración no sea exigida por la autoridad competente del aeropuerto de llegada;

   b)   tratándose de embarcaciones, en los certificados de control de sanidad a bordo; y

   c)   tratándose de otros medios de transporte, en un testimonio escrito del tratamiento realizado, que se facilitará al consignador, el consignatario, el transportista, la persona a cargo del medio de transporte o sus agentes respectivos.

3.   Los Estados Partes deberán aceptar la desinsectación, la desratización y demás medidas de control de los medios de transporte que apliquen otros Estados si se han empleado los métodos y materiales recomendados por la Organización.

4.   Los Estados Partes elaborarán programas para controlar los vectores capaces de transportar agentes infecciosos que supongan un riesgo para la salud pública hasta una distancia mínima de 400 metros de las zonas de las instalaciones de los puntos de entrada utilizadas para operaciones en las que intervienen viajeros, medios de transporte, contenedores, cargas y paquetes postales, que podrá ampliarse en presencia de vectores con un área de distribución mayor.

5.   Si hace falta una inspección complementaria para verificar los buenos resultados de las medidas de lucha antivectorial aplicadas, la autoridad competente que haya aconsejado ese seguimiento informará de esta prescripción a las autoridades competentes del siguiente puerto o aeropuerto de escala conocido con capacidad para realizar la inspección.   De tratarse de una embarcación, el dato se consignará en el certificado de control de sanidad a bordo.

6.   Un medio de transporte se podrá considerar sospechoso y deberá ser inspeccionado en busca de vectores y reservorios:

   a)   si hay a bordo un posible caso de enfermedad transmitida por vectores;

   b)   si ha habido a bordo un posible caso de enfermedad transmitida por vectores durante un viaje internacional; o bien *c)* si el lapso transcurrido desde su salida de una zona afectada permite que los vectores presentes a bordo puedan seguir siendo portadores de enfermedad.

7.	Los Estados Partes no prohibirán el aterrizaje de una aeronave o el atraque de una embarcación en su territorio si se han aplicado las medidas de control previstas en el párrafo 3 del presente anexo o las recomendadas por la OMS. No obstante, podrá exigirse a las aeronaves o embarcaciones procedentes de una zona afectada que aterricen en los aeropuertos o se dirijan a los puertos designados por el Estado Parte para tal fin.

8.	Los Estados Partes podrán aplicar medidas de lucha antivectorial a los medios de transporte procedentes de una zona afectada por una enfermedad transmitida por vectores si en su territorio se encuentran los vectores de esa enfermedad.

ANEXO 6

VACUNACIÓN, PROFILAXIS Y CERTIFICADOS CONEXOS

1.   Las vacunas y demás medidas profilácticas detalladas en el anexo 7 o recomendadas en el presente Reglamento serán de calidad adecuada; las vacunas y medidas profilácticas indicadas por la OMS estarán sujetas a su aprobación. A petición de la OMS, el Estado Parte le facilitará las pruebas pertinentes de la idoneidad de las vacunas y los tratamientos profilácticos administrados en su territorio de conformidad con el presente Reglamento.

2.   Las personas a las que se administren vacunas u otros tratamientos profilácticos con arreglo al presente Reglamento recibirán un certificado internacional de vacunación o profilaxis (en adelante el «certificado»), conforme al modelo que figura en el presente anexo. Los certificados habrán de ajustarse en todo al modelo reproducido en este anexo.

3.   Los certificados que se expidan conforme a lo dispuesto en el presente anexo sólo serán válidos si la vacuna o el tratamiento profiláctico administrados han sido aprobados por la OMS.

4.   Los certificados deberán ir firmados de su puño y letra por el clínico que supervise la administración de la vacuna o el tratamiento profiláctico, que habrá de ser un médico u otro agente de salud autorizado. Los certificados han de llevar también el sello oficial del centro administrador; sin embargo, este sello oficial no podrá aceptarse en sustitución de la firma.

5.   Los certificados se rellenarán por completo, en francés o en inglés. También podrá utilizarse otro idioma, además del francés o del inglés.

6.   Las enmiendas o tachaduras y la omisión de cualquiera de los datos requeridos podrán acarrear la invalidez del certificado.

7.   Los certificados son documentos de carácter personal; en ningún caso se podrán utilizar certificados colectivos. Los certificados de los niños se expedirán por separado.

8.   Los padres o tutores deberán firmar los certificados de vacunación de los menores que no puedan escribir. Los analfabetos firmarán de la manera habitual, es decir poniendo una señal y haciendo acreditar por otra persona que esa señal es del titular del certificado.

9.   El clínico supervisor que considere contraindicada una vacunación o una medida profiláctica por razones médicas facilitará al interesado una declaración escrita en francés o en inglés, y si procede en otro idioma además de uno de esos dos, de los motivos en que funde su opinión; a su llegada, las autoridades competentes deberán tomar en consideración esa declaración. El clínico supervisor y las autoridades competentes informarán a estas personas de los riesgos que puede entrañar la no vacunación y la no aplicación de medidas profilácticas de conformidad con el párrafo 4 del artículo 23.

10.   Los documentos equivalentes expedidos por las Fuerzas Armadas a su personal en servicio activo se admitirán en vez de los certificados internacionales del modelo reproducido en este anexo cuando contengan:

a)   información médica equivalente a la prescrita en ese modelo; y

b)   una declaración en francés o en inglés y, si procede, en otro idioma además de uno de esos dos, acreditativa de la naturaleza y la fecha de la vacunación o la profilaxis practicada y de que el documento se expide de conformidad con el presente párrafo.

MODELO DE CERTIFICADO INTERNACIONAL DE VACUNACIÓN O PROFILAXIS

Certifícase que [nombre] ...., nacido(a) el ...., sexo ....,

nacionalidad ...., documento nacional de identificación, si procede ....

cuya firma aparece a continuación ....

en la fecha indicada ha sido vacunado(a) o ha recibido tratamiento profiláctico contra:

(nombre de la enfermedad o dolencia) ....

de conformidad con el Reglamento Sanitario Internacional.

Vacuna o profilaxis	Fecha	Firma y título profesional del clínico supervisor	Fabricante y número de lote de la vacuna o del producto profiláctico	Validez del certificado desde .... hasta	Sello oficial del centro administrador
1.					
2.					

El presente certificado sólo será válido si la vacuna o el tratamiento profiláctico administrado ha sido aprobado por la Organización Mundial de la Salud.

El presente certificado deberá ir firmado de su puño y letra por el clínico, que habrá de ser el médico o el agente de salud autorizado que haya supervisado la administración de la vacuna o el tratamiento profiláctico. El certificado ha de llevar también el sello oficial del centro administrador; sin embargo, el sello oficial no podrá aceptarse en sustitución de la firma.

Las enmiendas, tachaduras o borrados y la omisión de cualquiera de los datos requeridos podrán acarrear la invalidez del presente certificado.

La validez del presente certificado se extenderá hasta la fecha indicada para la vacunación o el tratamiento profiláctico de que se trate. El certificado deberá ser cumplimentado íntegramente en inglés o en francés. También se podrá cumplimentar, en el mismo documento, en otro idioma además de uno de los dos citados.

ANEXO 7

REQUISITOS CONCERNIENTES A LA VACUNACIÓN O LA PROFILAXIS
CONTRA ENFERMEDADES DETERMINADAS[1]

1. Además de las recomendaciones de vacunación o profilaxis, se podrá exigir a los viajeros, como condición para su entrada en un Estado Parte, prueba de vacunación o profilaxis contra las enfermedades expresamente designadas en el presente Reglamento, que son las siguientes:

Fiebre amarilla.

2. Consideraciones y requisitos concernientes a la vacunación contra la fiebre amarilla:

   a)   A los efectos del presente anexo:

   i)   se fija en seis días el periodo de incubación de la fiebre amarilla;

   ii)   las vacunas contra la fiebre amarilla aprobadas por la OMS protegen de la infección a partir de los 10 días siguientes a su administración;

   iii)   la protección se prolonga durante toda la vida de la persona vacunada; y

   iv)   el certificado de vacunación contra la fiebre amarilla será válido durante toda la vida de la persona vacunada, contando a partir del décimo día después de la fecha de vacunación.

   b)   Podrá exigirse la vacunación contra la fiebre amarilla a todos los viajeros que salgan de una zona respecto de la cual la Organización haya determinado que existe riesgo de transmisión de la fiebre amarilla.

   c)   Cuando un viajero esté en posesión de un certificado de vacunación antiamarílica cuyo plazo de validez no haya empezado todavía, podrá autorizarse su salida, pero a su llegada podrán aplicársele las disposiciones del párrafo 2(*h*) del presente anexo.

   d)   No podrá tratarse como sospechoso de infección a ningún viajero que esté en posesión de un certificado válido de vacunación antiamarílica, aun cuando proceda de una zona respecto de la cual la Organización haya determinado que existe riesgo de transmisión de la fiebre amarilla.

   e)   De conformidad con el párrafo 1 del anexo 6, sólo deberán utilizarse las vacunas antiamarílicas aprobadas por la Organización.

   f)   Los Estados Partes designarán los centros concretos en que puede realizarse la vacunación contra la fiebre amarilla dentro de su territorio para garantizar la calidad y seguridad de los materiales y procedimientos utilizados.

   g)   Todos los empleados de los puntos de entrada situados en zonas respecto de las cuales la Organización haya determinado que existe riesgo de transmisión de la fiebre amarilla, y todos los tripulantes de los medios de transporte que utilicen esos puntos de entrada, deberán estar en posesión de certificados válidos de vacunación antiamarílica.

---

[1] Enmendados en los subpárrafos *iii*) y *iv*) de la sección 2(*a*) por la resolución WHA67.13 de la Asamblea Mundial de la Salud, del 24 de mayo de 2014. Esta enmienda entró en vigor el 11 de julio de 2016 para todos los Estados Partes en el RSI (2005).

h) Los Estados Partes en cuyo territorio existan vectores de la fiebre amarilla podrán exigir a los viajeros procedentes de una zona respecto de la cual la Organización haya determinado que existe riesgo de transmisión de la fiebre amarilla y que no estén en posesión de un certificado válido de vacunación antiamarílica que se sometan a cuarentena hasta que el certificado sea válido, o por un máximo de seis días contados desde la fecha de la última exposición posible a la infección si este último periodo fuera más corto que el primero.

i) No obstante, se podrá permitir la entrada de los viajeros que posean una exención de la vacunación antiamarílica, firmada por un funcionario médico autorizado o un agente de salud autorizado, a reserva de las disposiciones del párrafo precedente de este anexo y siempre que se les facilite información sobre la protección contra los vectores de la fiebre amarilla. Si los viajeros no son sometidos a cuarentena, podrá exigírseles que informen a la autoridad competente de cualquier síntoma febril u otro y podrán ser sometidos a vigilancia.

ANEXO 8

MODELO DE DECLARACIÓN MARÍTIMA DE SANIDAD

Debe ser cumplimentada y presentada a las autoridades competentes por los capitanes de las embarcaciones procedentes de puertos extranjeros.

Presentada en el puerto de... Fecha...............................
Nombre de la embarcación de navegación marítima o interior............ Matrícula /Nº OMI ....
Procedencia............................. Destino...............................
(Nacionalidad)(Pabellón de la embarcación)............................... Nombre y apellido del capitán...
Tonelaje bruto (embarcaciones de navegación marítima)...............
Tonelaje (embarcaciones de navegación interior).........................
¿Lleva a bordo certificado válido de exención del control de sanidad o de control de sanidad? Sí... No... Expedido en............. Fecha.........
¿Se requiere reinspección? Sí... No...
¿Ha tocado la embarcación una zona que la OMS haya declarado afectada? Sí... No...
Puerto y fecha de la visita..
Enumere los puertos de escala desde el comienzo de la travesía internacional, o en los treinta últimos días si este periodo fuera más corto, con indicación de las fechas de salida:

....

Cuando lo solicite la autoridad competente del puerto de llegada, enumere los tripulantes, pasajeros u otras personas que se hayan embarcado desde el comienzo de la travesía internacional, o en los treinta últimos días si este periodo fuera más corto, indicando todos los puertos/países visitados en ese periodo (en caso necesario, añada nuevas anotaciones a las planillas adjuntas):

1)   Nombre................................ embarcado desde: 1)........................2).............................3)................
2)   Nombre................................ embarcado desde: 1)........................2).............................3)................
3)   Nombre................................ embarcado desde: 1)........................2).............................3)................

Número de tripulantes a bordo........................
Número de pasajeros a bordo.........................

Cuestionario de sanidad

1)   ¿Ha fallecido a bordo durante la travesía alguna persona por causas distintas de un accidente?   Sí... No...
     En caso afirmativo, consigne los detalles en la planilla adjunta.   Nº total de defunciones ......

2)   ¿Existe a bordo o se ha producido durante la travesía internacional algún presunto caso de enfermedad infecciosa?
     Sí.... No.... En caso afirmativo, consigne los detalles en la planilla adjunta

3)   ¿Ha sido mayor de lo normal/previsto el número total de pasajeros enfermos durante la travesía?   Sí... No....
     ¿Cuál es el número de personas enfermas?

4)   ¿Hay a bordo algún enfermo en el momento actual? Sí... No.... En caso afirmativo, consigne los detalles en la planilla adjunta.

5)   ¿Se consultó a un médico? Sí... No... En caso afirmativo, consigne los detalles del dictamen médico en la planilla adjunta.

6)   ¿Tiene usted conocimiento de alguna otra condición existente a bordo que pueda dar lugar a una infección o a la propagación de una
     enfermedad? Sí... No... En caso afirmativo, consigne los detalles en la planilla adjunta.

7)   ¿Se ha adoptado a bordo alguna medida sanitaria (por ejemplo, cuarentena, aislamiento, desinfección o descontaminación)? Sí... No...

     En caso afirmativo, especifique el tipo, el lugar y la fecha..

8)   ¿Se han encontrado polizones a bordo? Sí... No... En caso afirmativo, ¿dónde embarcaron (si se tiene esa información)? ....

9)   ¿Se ha encontrado algún animal/animal de compañía enfermo a bordo? Sí... No...

Nota: En ausencia de un médico, el capitán deberá considerar que los siguientes síntomas son base suficiente para sospechar de la presencia de una enfermedad infecciosa:

   a)   fiebre, persistente durante varios días o acompañada de i) postración; ii) disminución del nivel de conciencia; iii) inflamación
        ganglionar; iv) ictericia; v) tos o disnea; vi) hemorragia inusitada o vii) parálisis;

   b)   con o sin fiebre: i) cualquier erupción cutánea o sarpullido agudos; ii) vómitos intensos (no debidos a mareo); iii) diarrea inten-
        sa; o iv) convulsiones recurrentes.

Los datos y respuestas que se consignan en la presente Declaración de Sanidad y en la planilla adjunta son, según mi leal saber y entender, exactos y conformes a la verdad.

Firmado ....
Capitán
Refrendado...
Médico de a bordo (si lo hubiere)

Fecha.......................................

PLANILLA ADJUNTA AL MODELO DE DECLARACIÓN MARÍTIMA DE SANIDAD

Nombre	Clase o grado	Edad	Sexo	Nacionalidad	Puerto y fecha de embarque	Naturaleza de la enfermedad	Fecha de aparición de los síntomas	¿Notificada a un médico de puerto?	Resolución del caso[1]	Medicamentos administrados al paciente	Observaciones

[1]Indique: 1) si el paciente ha recobrado la salud, si todavía sigue enfermo, o si ha fallecido; y 2) si el paciente sigue a bordo, si fue evacuado (dese el nombre del puerto o aeropuerto), o si ha recibido sepultura en alta mar.

ANEXO 9

**ESTE DOCUMENTO FORMA PARTE DE LA DECLARACIÓN GENERAL
DE AERONAVE PROMULGADA POR LA ORGANIZACIÓN
DE AVIACIÓN CIVIL INTERNACIONAL**

PARTE SANITARIA DE LA DECLARACIÓN GENERAL DE AERONAVE[1]

Declaración sanitaria

Nombre y número de asiento o función de las personas a bordo que padecen de una enfermedad distinta del mareo o de los efectos de un accidente, que pueden tener una enfermedad transmisible [la presencia de fiebre (temperatura de 38 °C/100 °F o superior), acompañada de uno o más de los siguientes signos o síntomas: indicios evidentes de que no se encuentra bien; tos persistente; dificultad para respirar; diarrea persistente; vómitos persistentes; erupciones cutáneas; hematomas o sangrado sin lesión previa; o confusión de aparición reciente, aumenta la probabilidad de que la persona esté padeciendo una enfermedad transmisible], así como los casos de esa clase de enfermedad desembarcados durante una escala anterior ....

....

Detalles relativos a cada desinsectación o tratamiento sanitario (lugar, fecha, hora y método) durante el vuelo. Si no se ha efectuado la desinsectación durante el vuelo, dar detalles de la última desinsectación

....

....

Firma, si se exige, con hora y fecha _____

Miembro de la tripulación a quien corresponda

---

[1] Esta versión de la Declaración General de Aeronave entró en vigor el 15 de julio de 2007. El documento completo se puede obtener en el sitio web de la Organización de Aviación Civil Internacional: http://www.icao.int.

APÉNDICE 1

ESTADOS PARTES EN EL REGLAMENTO SANITARIO INTERNACIONAL (2005)[1]

A menos que se indique otra cosa, el Reglamento Sanitario Internacional (2005) entró en vigor el 15 de junio de 2007 para los siguientes Estados Miembros de la Organización Mundial de la Salud:

Afganistán, Albania, Alemania, Andorra, Angola, Antigua y Barbuda, Arabia Saudita, Argelia, Argentina, Armenia, Australia, Austria, Azerbaiyán, Bahamas, Bahrein, Bangladesh, Barbados, Belarús, Bélgica, Belice, Benin, Bhután, Bolivia (Estado Plurinacional de), Bosnia y Herzegovina, Botswana, Brasil, Brunei Darussalam, Bulgaria, Burkina Faso, Burundi, Cabo Verde, Camboya, Camerún, Canadá, Chad, Chile, China,[2] Chipre, Colombia, Comoras, Congo, Costa Rica, Côte d'Ivoire, Croacia, Cuba, Dinamarca, Djibouti, Dominica, Ecuador, Egipto, El Salvador, Emiratos Árabes Unidos, Eritrea, Eslovaquia, Eslovenia, España, Estados Unidos de América (18 de julio de 2007),[2] Estonia, Etiopía, Ex República Yugoslava de Macedonia, Federación de Rusia, Fiji, Filipinas, Finlandia, Francia, Gabón, Gambia, Georgia, Ghana, Granada, Grecia,[2] Guatemala, Guinea, Guinea-Bissau, Guinea Ecuatorial, Guyana, Haití, Honduras, Hungría, India (8 de agosto de 2007),[2] Indonesia, Irán (República Islámica del),[2] Iraq, Irlanda, Islandia, Islas Cook, Islas Marshall, Islas Salomón, Israel, Italia, Jamahiriya Árabe Libia, Jamaica, Japón, Jordania, Kazajstán, Kenya, Kirguistán, Kiribati, Kuwait, Lesotho, Letonia, Líbano, Liberia, Liechtenstein (28 de marzo de 2012), Lituania, Luxemburgo, Madagascar, Malasia, Malawi, Maldivas, Malí, Malta, Marruecos, Mauricio, Mauritania, México, Micronesia (Estados Federados de), Mónaco, Mongolia, Montenegro (5 de febrero de 2008), Mozambique, Myanmar, Namibia, Nauru, Nepal, Nicaragua, Níger, Nigeria, Niue, Noruega, Nueva Zelandia, Omán, Países Bajos, Pakistán, Palau, Panamá, Papua Nueva Guinea, Paraguay, Perú, Polonia, Portugal,[2] Qatar, Reino Unido de Gran Bretaña e Irlanda del Norte, República Árabe Siria, República Centroafricana, República Checa, República de Corea, República Democrática del Congo, República Democrática Popular Lao, República de Moldova, República Dominicana, República Popular Democrática de Corea, República Unida de Tanzanía, Rumania, Rwanda, Saint Kitts y Nevis, Samoa, San Marino, Santa Lucía, Santo Tomé y Príncipe, San Vicente y las Granadinas, Santa Sede, Senegal, Serbia, Seychelles, Sierra Leona, Singapur, Somalia, Sri Lanka, Sudáfrica, Sudán, Sudán del Sur (16 de abril de 2013), Suecia, Suiza, Suriname, Swazilandia, Tailandia, Tayikistán, Timor-Leste, Togo, Tonga,[2] Trinidad y Tabago, Túnez, Turkmenistán, Turquía,[2] Tuvalu, Ucrania, Uganda, Uruguay, Uzbekistán, Vanuatu, Venezuela (República Bolivariana de), Viet Nam, Yemen, Zambia y Zimbabwe.

---

[1] A 16 de abril de 2013.

[2] Indica que el Estado Parte ha presentado al Director General de la OMS documentación relativa al Reglamento Sanitario Internacional (2005), que el Director General ha distribuido a todos los Estados Miembros de la OMS y a los demás Estados que pueden llegar a ser Partes del Reglamento de conformidad con lo dispuesto en el artículo 64 del mismo.

APÉNDICE 2

RESERVAS Y OTRAS COMUNICACIONES DE LOS ESTADOS PARTES EN RELACIÓN CON EL REGLAMENTO SANITARIO INTERNACIONAL (2005)[1, 2]

I. RESERVAS Y ENTENDIMIENTOS

ESTADOS UNIDOS DE AMÉRICA

Mediante la presente nota, la Misión informa al Director General interino de la Organización Mundial de la Salud de que el Gobierno de los Estados Unidos de América acepta el RSI con sujeción a las reservas y los entendimientos que se exponen a continuación.

La Misión, por medio de esta nota, y de conformidad con el Artículo 22 de la Constitución de la Organización Mundial de la Salud y del párrafo 1 del artículo 59 del RSI, presenta la siguiente reserva en nombre del Gobierno de los Estados Unidos de América:

El Gobierno de los Estados Unidos de América se reserva el derecho de asumir las obligaciones emanadas de este Reglamento de manera que se ajusten a sus principios fundamentales de respeto del federalismo. En lo relativo a las obligaciones relacionadas con el desarrollo, reforzamiento y mantenimiento de la capacidad básica necesaria que se señalan en el anexo 1, este Reglamento será aplicado por el Gobierno Federal o por los gobiernos de los Estados, según proceda y de acuerdo con nuestra Constitución, en la medida en que el cumplimiento de esas obligaciones esté dentro de la jurisdicción del Gobierno Federal. Cuando las obligaciones estén dentro de la jurisdicción de los gobiernos de los Estados, el Gobierno Federal señalará dichas obligaciones, con una recomendación favorable, a la atención de las autoridades estatales pertinentes.

Por medio de esta nota, la Misión presenta también en nombre del Gobierno de los Estados Unidos de América tres entendimientos. El primero de ellos se refiere a la aplicación del RSI a los incidentes causados por la liberación, natural, accidental o deliberada de material químico, biológico o radionuclear.

Habida cuenta de las definiciones de «enfermedad», «evento», y «emergencia de salud pública de importancia internacional» que contiene el artículo 1 del Reglamento, de los requisitos de notificación expuestos en los artículos 6 y 7, y del instrumento de decisión y las directrices presentadas en el anexo 2, los Estados Unidos interpretan que los Estados Partes en el Reglamento han asumido la obligación de notificar a la OMS todas las emergencias potenciales de salud pública de importancia internacional, con independencia de su origen, derivadas de la liberación, natural, accidental o deliberada de material, biológico, químico o radionuclear.

El segundo entendimiento se refiere a la aplicación del artículo 9 del RSI.

El artículo 9 del Reglamento obliga al Estado Parte a informar «en la medida de lo posible» a la Organización Mundial de la Salud (OMS) de las pruebas que tenga de la aparición fuera de su territorio de un riesgo para salud pública que pueda dar lugar a la propagación internacional de una

---

[1] A 16 de abril de 2013.

[2] En el presente apéndice se consignan las partes pertinentes de las comunicaciones presentadas por los Estados en relación con la adopción original en 2005 y la entrada en vigor del RSI (2005), editadas por la Secretaría de la OMS, o su traducción al español. No se presentaron durante el periodo estipulado recusaciones, reservas ni otras comunicaciones en relación con la enmienda al anexo 7, que entró en vigor el 11 de julio de 2016. En el sitio http://www.who.int/ihr/es se pueden consultar los textos originales de las comunicaciones.

enfermedad.   Entre las notificaciones que podrían ser difícilmente viables si nos atenemos a ese artículo, desde el punto de vista de los Estados Unidos, figurarían todas aquellas que debiliten la capacidad de las fuerzas armadas estadounidenses para actuar eficazmente en defensa de los intereses de ese país en materia de seguridad nacional.

El tercer entendimiento guarda relación con la cuestión de si el RSI crea o no derechos individuales que se puedan imponer coercitivamente por vía jurídica.   A juzgar por lo que la delegación estadounidense entendió en las negociaciones del RSI, el Gobierno de los Estados Unidos de América no considera que el RSI pretenda crear ese tipo de derechos.

Los Estados Unidos entienden que las disposiciones del Reglamento no crean derechos individuales que se puedan imponer coercitivamente por vía jurídica.

INDIA

Tengo el honor de referirme a las reservas respecto de la India mencionadas en el anexo II del RSI 1969 (revisado en 1983) {copia adjunta} y rogarle que notifique las reservas siguientes respecto de la India, en virtud de lo dispuesto en el artículo 62 del RSI (2005), distribuido recientemente:

Propuesta de reserva al RSI (2005)

1.   El Gobierno de la India se reserva el derecho a considerar la totalidad del territorio de un país como infectada por la fiebre amarilla siempre que esta enfermedad se haya notificado en cumplimiento del artículo 6 y de otros artículos pertinentes del RSI (2005).   El Gobierno de la India se reserva el derecho a seguir considerando una zona como infectada por la fiebre amarilla hasta que haya pruebas suficientes de que la infección amarílica ha sido completamente erradicada de dicha zona.

2.   La fiebre amarilla recibirá trato de emergencia de salud pública de importancia internacional y se mantendrán todas las medidas que se aplican en la actualidad, tales como la desinsectación de los medios de transporte, los requisitos de vacunación y las cuarentenas a que se someten los pasajeros y las tripulaciones (según proceda) (en virtud de los artículos 7, 9.2(*b*), y 42 y anexos pertinentes), según se estipula en el anexo II del RSI 1969 (revisado en 1983).

II.   OBJECIONES A LAS RESERVAS Y ENTENDIMIENTOS

IRÁN (República Islámica del)

La Misión Permanente de la República Islámica del Irán ante la Oficina de las Naciones Unidas y otras organizaciones internacionales en Ginebra presenta sus respetos a la Organización Mundial de la Salud y, con respecto a la nota verbal de fecha 17 de enero de 2007 (Ref.: C.L.2.2007) sobre las reservas y los entendimientos del Gobierno de los Estados Unidos de América con respecto al Reglamento Sanitario Internacional (RSI), tiene el honor de transmitir la objeción oficial del Gobierno de la República Islámica del Irán a dichas reservas y entendimientos, por las razones que se exponen a continuación.

De conformidad con el RSI, aunque «Los Estados podrán formular reservas al presente Reglamento», «esas reservas no podrán ser incompatibles con el objetivo y la finalidad del Reglamento».   Además, con arreglo al RSI, «la aplicación del presente Reglamento se inspirará en la meta de su aplicación universal para la protección de todos los pueblos del mundo frente a la propagación internacional de enfermedades».

El Gobierno de la República Islámica del Irán considera que, concediendo más importancia al federalismo que a las obligaciones contraídas en el marco del RSI, el Gobierno que ha formulado las reservas intenta eludir sus responsabilidades y obligaciones. Al adoptar un enfoque selectivo, dicho Gobierno brinda a sus estados la posibilidad de eximirse del pleno cumplimiento de las disposiciones del RSI. Dado que la aplicación del Reglamento depende en gran medida de la obtención, el fortalecimiento y el mantenimiento de la capacidad básica necesaria establecida en el anexo 1, las reservas de carácter general socavan tanto las bases del RSI como su integridad y su aplicación universal. Se considera que esas reservas son incompatibles con el objetivo y el propósito del Reglamento y que, por tanto, no son aceptables.

Además, los entendimientos e interpretaciones de un gobierno tampoco deberían afectar a las obligaciones que éste ha de asumir ni deben ser incompatibles con el objetivo y el propósito del Reglamento.

Con respecto al primer entendimiento del Gobierno que formula las reservas, cabe recordar que la mayoría de los Estados Miembros de la OMS que participaron en las negociaciones del RSI rechazó de forma categórica la inclusión de esa interpretación en las disposiciones del RSI. El objetivo de esa negativa fue evitar toda confusión con respecto a las obligaciones de los Estados Partes en el RSI y evitar la superposición de competencias y actividades entre las organizaciones intergubernamentales o los órganos internacionales pertinentes. En los artículos 6.1 y 14.2 del RSI se abordan esas preocupaciones.

El segundo entendimiento tiene por objeto atenuar las obligaciones que debe cumplir el Gobierno de los Estados Unidos con arreglo al RSI. Se trata de un intento de situar los intereses nacionales por encima de las obligaciones del tratado mediante la exclusión de las fuerzas armadas de los Estados Unidos de las obligaciones previstas en el Reglamento. La aplicación universal del RSI para la protección de todas las personas del mundo contra la propagación internacional de enfermedades no permite eximir del cumplimiento a las fuerzas armadas estadounidenses, en particular las que actúan en el extranjero. No se podría aceptar tal exención, teniendo en cuenta la naturaleza, la orientación y las posibles consecuencias de salud pública de las operaciones de las fuerzas armadas de los Estados Unidos. Cabe recordar que en las negociaciones del RSI, la mayoría de los Estados Miembros de la OMS se opuso con firmeza a esa exclusión propuesta por el Gobierno de los Estados Unidos. Por tanto, dicha medida contraviene las obligaciones que deben cumplir los Estados Unidos con arreglo al RSI, es incompatible con el objetivo y el propósito del Reglamento, y el Gobierno de la República Islámica del Irán se opone a ella con determinación.

El Gobierno de la República Islámica del Irán reitera que no considera jurídicamente vinculantes las reservas y los dos entendimientos formulados por el Gobierno de los Estados Unidos.

III. DECLARACIONES EN RELACIÓN CON EL RSI (2005)

CHINA[1]

1. El Gobierno de la República Popular China decide que el Reglamento Sanitario Internacional (2005) (en adelante denominado «el RSI») se aplicará a todo el territorio de la República Popular China, incluida la Región Administrativa Especial de Hong Kong, la Región Administrativa Especial de Macao y la Provincia de Taiwán.

---

[1] Traducido al español por la Secretaría de la OMS a partir de la versión en inglés proporcionada por el Gobierno de China.

2.   El Ministerio de Salud de la República Popular China queda designado como Centro Nacional de Enlace de China, conforme a lo dispuesto en el párrafo 1 del artículo 4 del RSI. Las autoridades administrativas sanitarias locales son las autoridades sanitarias responsables de la aplicación del RSI en sus respectivas jurisdicciones. La Administración general de supervisión de la calidad, inspección y cuarentena de la República Popular China y sus oficinas locales son las autoridades competentes de los puntos de entrada a que se hace referencia en el artículo 22 del RSI.

3.   Para atender a las necesidades de aplicación del RSI, el Gobierno de la República Popular China está revisando la Ley sobre salud en frontera y cuarentena de la República Popular China. El Gobierno ha incorporado la creación, el mejoramiento y el mantenimiento de la capacidad básica necesaria para dar rápida y eficaz respuesta a los peligros de salud pública y a las emergencias de salud pública de importancia internacional, a su programa encaminado al establecimiento de un sistema nacional de respuesta sanitaria de emergencia, en el marco del undécimo Plan quinquenal de desarrollo económico y social nacional. Está preparando los estándares técnicos para la vigilancia, presentación de informes, evaluación, determinación y notificación de las emergencias de salud pública de importancia internacional. Ha establecido un mecanismo interinstitucional de intercambio de información y coordinación para la aplicación del RSI. Además, ha llevado a cabo actividades de cooperación e intercambio con los Estados Partes pertinentes en relación con la aplicación del RSI.

4.   El Gobierno de la República Popular China hace suya, y aplicará, la resolución de la 59ª Asamblea Mundial de la Salud en la que se pide a los Estados Miembros que cumplan inmediatamente, con carácter voluntario, las disposiciones del Reglamento Sanitario Internacional (2005) consideradas pertinentes en relación con el riesgo planteado por la gripe aviar y la gripe pandémica.

GRECIA

Respuesta de fecha 24 de enero de 2007 a la declaración formulada por la República de Turquía el 14 de diciembre de 2006

La Misión Permanente de Grecia ante la Oficina de las Naciones Unidas y otras Organizaciones Internacionales con sede en Ginebra presenta sus respetos a la Directora General de la Organización Mundial de la Salud y, refiriéndose a la nota verbal de esta última, con referencia C.L.3.2007 y fechada el 17 de enero de 2007, y a la nota verbal adjunta a la misma, de la Misión Permanente de la República de Turquía, ref. Nº 520.20/2006/BMCO DT/12201, de fecha 14 de diciembre de 2006, tiene el honor de señalar a la atención de la Directora General que el título correcto del Convenio de Montreux relativo al régimen del estrecho de los Dardanelos, el mar de Mármara y el Bósforo es «Convenio relativo al régimen de los estrechos firmado en Montreux el 20 de julio de 1936».

Además, en cuanto a la referencia que se hace en la mencionada nota verbal de la Misión Permanente de la República de Turquía al reglamento sobre el tráfico marítimo adoptado unilateralmente por Turquía en 1998, queremos recordar a la Directora General que esa reglamentación contraviene las disposiciones del derecho internacional marítimo, el Convenio de Montreux y las reglas y recomendaciones conexas de la Organización Marítima Internacional adoptadas el 1 de junio de 1994.

Respuesta de fecha 16 de abril de 2007 a la nota verbal de la Misión Permanente de Turquía de fecha 1 de marzo de 2007

A.   En primer lugar, cabe mencionar que no existe ninguna relación sustantiva entre el contenido de la declaración de Turquía que figura en la nota verbal de 14 de diciembre de 2006 (ref.: 520.20/BMCO DT/12201) y el nuevo Reglamento Sanitario Internacional. De hecho, en la declaración de Turquía se intenta obtener un reconocimiento o aceptación tácitos del reglamento nacional adoptado por Turquía relativo al tráfico marítimo por los estrechos.

Sin embargo, ese reglamento se adoptó de manera unilateral y no ha sido aprobado ni por la Organización Marítima Internacional ni por las Partes en el Convenio de Montreux de 1936, que rige esta cuestión.

En cuanto al contenido, en la declaración se afirma que Turquía señala con razón que la aplicación del nuevo Reglamento Sanitario Internacional al tráfico marítimo por los estrechos debería estar en conformidad con las disposiciones del Convenio de Montreux de 1936 sobre el régimen de los estrechos. Sin embargo, es obvio que el nuevo Reglamento Sanitario no influye ni podría influir en el régimen internacional vigente de navegación por los estrechos, dado que no hay ninguna conexión sustantiva entre ambos instrumentos.

Asimismo, en la declaración de Turquía se asegura que también se tendrá en cuenta el Reglamento Nacional del Tráfico Marítimo de 1998. Ello significa que las autoridades turcas aplicarán el Reglamento Sanitario Internacional con sujeción a ciertas modificaciones nacionales definidas de forma ambigua, que en realidad contravienen las obligaciones internacionales contraídas por Turquía en el marco del Convenio de Montreux.

Además, las autoridades turcas se reservan el derecho a tener en cuenta también cualquier otra revisión del reglamento nacional del tráfico marítimo que pueda adoptarse nuevamente de manera unilateral en el futuro. De hecho, se diría que, en lo que a los estrechos se refiere, Turquía aplicará el nuevo Reglamento Sanitario Internacional según estime oportuno.

Por tanto, la referencia a la legislación nacional y a cualquier futura revisión de dicha legislación, aunque es irrelevante para el tema que se está tratando, resulta problemática porque pretende supeditar las obligaciones de los convenios internacionales a la legislación del país.

B.   El Reglamento de Turquía del Tráfico Marítimo por los Estrechos también contraviene:

- El Convenio de Montreux de 1936: este Convenio consagra la total libertad de navegación (artículos 1 y 2) por los estrechos, sin restricción alguna (aparte del control sanitario) y sin formalidades, independientemente del tipo de carga de que se trate o de la duración del tránsito. Así pues, el Reglamento de Turquía es incompatible con el Convenio de Montreux, porque entre otras cosas, impone un sistema de notificación obligatorio (artículos 6, 25 y otros) y, en particular, prevé la posibilidad de una suspensión total del tráfico (artículo 20).

- La reglamentación de la OMI: los párrafos 1.2 y 1.3 establecen que las autoridades turcas únicamente tendrán derecho a suspender de forma temporal el tráfico en ambas direcciones y regular el tráfico en una sola dirección cuando los buques no puedan cumplir el dispositivo de separación del tráfico. La reglamentación de la OMI no prevé en modo alguno la suspensión total del tráfico por los estrechos. En cambio, el Reglamento de Turquía contempla la posibilidad de suspender por completo el tráfico en general por muy diversos motivos.

- El Derecho Internacional del Mar relativo a la navegación por estrechos internacionales: esta reglamentación promueve la cooperación para garantizar un tránsito seguro de los buques por los estrechos y proteger el medio ambiente. Sin embargo, el Reglamento de Turquía fue adoptado de forma unilateral, en contravención del Derecho del Mar y el Derecho de los Tratados pertinentes.

C.   En cuanto a la nota verbal de Turquía de fecha 1 de marzo de 2007 (ref.: 520.20/2007/BMCO DT/1711), la información que figura en esa declaración es imprecisa en varios aspectos. En especial, en la nota se señala que:

- El Reglamento de Turquía «se ha llevado a la práctica teniendo en cuenta las obligaciones y los derechos de Turquía que emanan del Convenio de Montreux», aunque ese Convenio no contiene ninguna disposición que autorice a Turquía a adoptar con carácter unilateral reglamentos sobre el tráfico.

- Turquía informó «a la OMI acerca de las medidas de seguridad adoptadas en los estrechos», cuando Turquía se ha negado de forma sistemática a presentar de manera oficial sus reglamentos nacionales a la OMI para que los debata y examine, alegando que se trata de una cuestión que compete exclusivamente a la jurisdicción turca.

- «en 1995 la OMI adoptó dispositivos de separación del tráfico y sistemas de notificación [...], junto con otras disposiciones», si bien esa Organización sólo adoptó dispositivos de separación del tráfico, además de las reglas y recomendaciones pertinentes. El sistema de notificación contenido en el reglamento de Turquía nunca ha sido adoptado por la OMI.

- «el Comité de Seguridad Marítima de la OMI confirmó en su 71º periodo de sesiones [...] que el sistema de organización del tráfico y las reglas y recomendaciones conexas de la OMI [...] habían contribuido de modo importante a aumentar la seguridad», en un intento de dar la impresión de que la OMI se refiere al Reglamento de Turquía, cuando en realidad sólo alude a las medidas adoptadas por la propia Organización.

Habida cuenta de todo lo anterior, Grecia considera que la declaración de Turquía que figura en la nota verbal de fecha 14 de diciembre de 2006 (ref.: 520.20/2006/BMCO DT/12201) es irrelevante para el Reglamento Sanitario Internacional, por lo que no tiene ningún efecto jurídico en su aplicación. Además, Grecia reitera la observación formulada en su nota verbal de 24 de enero de 2007 (ref.: (331) 6395/6/AS 168) sobre la importancia de utilizar la terminología correcta al referirse a instrumentos internacionales como el Convenio de Montreux.

PORTUGAL

Declaración de la Presidencia del Consejo de la Unión Europea (UE) sobre la reserva del Gobierno de los Estados Unidos de América concerniente al Reglamento Sanitario Internacional

El Reglamento Sanitario Internacional (RSI) es una herramienta muy eficaz para reforzar la conexión entre los sistemas de vigilancia y para el establecimiento de mecanismos de reacción rápida. La CE y sus 27 Estados miembros han apoyado firmemente el RSI revisado, que ha entrado en vigor en fecha reciente, y mantendrán este apoyo para la aplicación íntegra y sin restricciones del RSI.

La CE y sus 27 Estados miembros toman nota de la reserva arriba mencionada y declaran que entienden que significa que, de conformidad con el principio de que una Parte no puede invocar las disposiciones de su derecho interno como justificación para no cumplir sus obligaciones internacionales, esta reserva de ninguna manera tiene por objeto poner en tela de juicio las obligaciones dimanantes del RSI. La CE y sus 27 Estados miembros entienden que el Gobierno Federal de los Estados Unidos de América reconoce plenamente esas obligaciones y que hará cuanto esté a su alcance para velar por que las autoridades pertinentes de los Estados Unidos de América apliquen íntegramente las disposiciones del RSI y les den pleno efecto.

Declaración de la Presidencia del Consejo de la Unión Europea (UE) sobre la declaración del Gobierno de Turquía concerniente al Reglamento Sanitario Internacional

El Reglamento Sanitario Internacional (RSI) es una herramienta muy eficaz para reforzar la conexión entre los sistemas de vigilancia y para el establecimiento de mecanismos de reacción rápida. La CE y sus 27 Estados miembros han apoyado firmemente el RSI revisado, que ha entrado en vigor en fecha reciente, y mantendrán este apoyo para la aplicación íntegra y sin restricciones del RSI.

La CE y sus 27 Estados miembros toman nota de la intención de Turquía de aplicar las disposiciones del RSI de conformidad con la Convención sobre el régimen de los estrechos, firmada en Montreux el 20 de julio de 1936.

La CE y sus 27 Estados miembros entienden el deseo de las autoridades turcas de respetar sus obligaciones internacionales, como la Convención de Montreux relativa al tráfico en los estrechos. A este respecto, se remiten al artículo 57 del RSI, en el que se estipula que los Estados Parte reconocen que el RSI y demás acuerdos internacionales pertinentes deben interpretarse de forma que sean compatibles. Las disposiciones del RSI no afectarán a los derechos y obligaciones de ningún Estado Parte que deriven de otros acuerdos internacionales.

En cuanto a la referencia que hace Turquía a la legislación interna que no tiene incidencia directa en la aplicación del RSI, la CE y sus 27 Estados miembros entienden que Turquía velará por que en la aplicación de su legislación interna se respete plenamente la letra y el espíritu del RSI y el régimen de libertad de navegación en los estrechos según se establece en la Convención de Montreux.

Declaración de la Presidencia del Consejo de la Unión Europea (UE) sobre la reserva del Gobierno de la India concerniente al Reglamento Sanitario Internacional

El Reglamento Sanitario Internacional (RSI) es una herramienta muy eficaz para reforzar la conexión entre los sistemas de vigilancia y para el establecimiento de mecanismos de reacción rápida. La CE y sus 27 Estados miembros han apoyado firmemente el RSI revisado, que ha entrado en vigor en fecha reciente, y mantendrán este apoyo para la aplicación íntegra y sin restricciones del RSI.

La CE y sus 27 Estados miembros entienden la disposición del Gobierno de la India a aplicar firmes medidas con objeto de mantener el territorio de la India libre de fiebre amarilla. La CE y sus 27 Estados miembros reconocen las enormes dificultades que entraña la vigilancia y la protección de un territorio tan vasto, habida cuenta de la existencia de factores (p. ej. la presencia de *Aedes*) que pueden facilitar la propagación de la contaminación.

No obstante, la CE y sus 27 Estados miembros esperan que esta reserva se aplique de manera razonable, teniendo en cuenta la posible interferencia innecesaria que podría causar en el tráfico y el comercio internacionales procedentes de la parte mayor del territorio geográfico de la CE en caso de un brote de fiebre amarilla en una región remota de la UE o en una parte no europea de un Estado miembro de la CE (p. ej. Guayana, Antillas). El hecho de que el Gobierno de la India considere la fiebre amarilla una enfermedad de obligada notificación no debe dar lugar a medidas de control desproporcionadas.

El compromiso de la CE y sus 27 Estados miembros de velar por la rápida e íntegra aplicación del RSI reforzará las medidas ya en vigor encaminadas a mantener todo el territorio de la CE exento de fiebre amarilla.

TURQUÍA

Declaración formulada por la República de Turquía el 14 de diciembre de 2006

Turquía aplicará las disposiciones del Reglamento Sanitario Internacional de conformidad con lo dispuesto en la Convención sobre el régimen de paso por los estrechos turcos, firmada en Montreux el 20 de julio de 1936, y teniendo en cuenta también su Reglamento de 1998 sobre el tráfico marítimo en los estrechos de Turquía y cualquier revisión del mismo que se haga en el futuro.

Respuesta de fecha 1 de marzo de 2007 a la nota verbal de la Misión Permanente de Grecia de fecha 24 de enero de 2007

El Reglamento del Tráfico Marítimo por los Estrechos Turcos se ha llevado a la práctica teniendo en cuenta las obligaciones y los derechos de Turquía que emanan del Convenio de Montreux. En el mencionado Reglamento no figura ningún elemento que contravenga la legislación marítima o las reglas y las recomendaciones de la Organización Marítima Internacional (OMI), y se está aplicando en consecuencia.

Las medidas adoptadas en los estrechos turcos de conformidad con el mencionado Reglamento están orientadas a mejorar la seguridad de la navegación, la vida humana y la herencia cultural y ambiental. Además, las medidas de seguridad son necesarias habida cuenta de los riesgos y peligros que entraña el tránsito de un número cada vez mayor de buques cisterna por los estrechos.

Turquía ha informado debidamente a la OMI acerca de las medidas de seguridad adoptadas en los estrechos. Por otra parte, en 1995 la OMI adoptó dispositivos de separación del tráfico y sistemas de notificación establecidos en el marco del Reglamento de los Estrechos Turcos, junto con otras disposiciones.

Además, el Comité de Seguridad Marítima de la OMI confirmó en su 71º periodo de sesiones, en mayo de 1999, que el sistema de organización del tráfico y las reglas y recomendaciones conexas de la OMI relativas a los estrechos turcos habían demostrado su eficacia y su éxito, y habían contribuido de modo importante a aumentar la seguridad y a reducir el riesgo de colisiones.

Los servicios de tráfico marítimo de los estrechos turcos, que llevan funcionando desde el 31 de diciembre de 2003 en el marco del Convenio de Montreux, las reglas de la OMI, y el Reglamento de los Estrechos Turcos, proporcionan una regulación exitosa del tráfico y están dotados de equipo técnico de alto nivel y de personal experto calificado.

Por consiguiente, los argumentos de la precitada nota de la Misión Permanente de Grecia carecen de fundamento y la declaración de Turquía registrada en nuestra nota de fecha 14 de diciembre de 2006 (ref. Nº 520.20/2006/BMCO DT/12201) se mantiene intacta y sigue siendo válida.

Respuesta de fecha 18 de mayo de 2007 a la nota verbal de la Misión Permanente de Grecia de fecha 16 de abril de 2007

La Misión Permanente de la República de Turquía ante la Oficina de las Naciones Unidas en Ginebra y otras Organizaciones Internacionales con sede en Suiza presenta sus respetos a la Directora General de la Organización Mundial de la Salud (OMS) y, refiriéndose a la nota de la Directora General de fecha 9 de mayo de 2007 (ref. Nº: C.L.22.2007), y a la nota adjunta en la misma de la Misión Permanente de Grecia de fecha 16 de abril de 2007 (ref. Nº: 6395(3160)/22/AS 783), tiene el honor de informar a la Directora General acerca de lo siguiente.

La Misión Permanente de la República de Turquía desea subrayar que la declaración que figura en la nota de su Misión de fecha 14 de diciembre de 2006, Nº: 520.20/BMCO DT/12201, era una representación fidedigna de la situación.

Además, la Misión Permanente desea señalar que los argumentos y las aseveraciones de la Delegación de Grecia contenidas en la mencionada nota carecen de fundamento. La postura de Turquía respecto del Reglamento del Tráfico Marítimo por los Estrechos Turcos tiene asimismo el reconocimiento de la Organización Marítima Internacional (OMI) y no ha variado. De hecho, el centro turco de Servicios de Tráfico Marítimo de los Estrechos (TSVTS) proporciona efectivamente información sobre el tráfico, asistencia a la navegación y organización del tráfico en el marco de la reglamentación vigente a todos los navíos que atraviesan los estrechos.

En lo que se refiere a la terminología utilizada para referirse al Convenio de Montreux, la Misión Permanente, con el debido respeto de los términos utilizados en el mencionado Convenio, desea destacar el hecho de que los estrechos objeto del mencionado Convenio son los «estrechos turcos», a saber, el «estrecho de Estambul» y el «estrecho de Çanakkale».

IV. DECLARACIONES PRESENTADAS CON ARREGLO AL PÁRRAFO 3 DEL ARTÍCULO 59 DEL RSI (2005)

TONGA

El 15 de junio de 2007, tras su adopción por la Asamblea Mundial de la Salud en mayo de 2005, entrará en vigor el Reglamento Sanitario Internacional (2005).

El Reino de Tonga apoya la importante contribución que supondrá el Reglamento Sanitario Internacional (2005) para el fortalecimiento de los sistemas nacionales e internacionales que protegen la salud pública contra la propagación de las enfermedades.

El Reino de Tonga entiende que, en aras de la eficacia, el Reglamento Sanitario Internacional (2005) debería aplicarse a diversos niveles en el interior de cada país, así como, a nivel internacional, entre los distintos países y la Organización Mundial de Salud. Teniendo esto presente, y con el respaldo de los asociados regionales, entre los que se cuenta la OMS, Tonga ha tomado una serie de medidas en preparación para la entrada en vigor del nuevo régimen. No obstante, no está en condiciones de confirmar que para el 15 de junio de 2007 se habrá podido realizar la totalidad de los ajustes necesarios.

En consecuencia, en nombre del Reino de Tonga y de conformidad con el párrafo 3 del artículo 59 del Reglamento Sanitario Internacional (2005), declaro que es posible que para junio de 2007 no se hayan ultimado los ajustes enumerados abajo.

Los ajustes pendientes son los siguientes:

1. Finalización de la revisión de la Ley de Salud Pública de 1992, para asegurar la coherencia legislativa con el Reglamento Sanitario Internacional (2005).

2. Consolidación de los sistemas nacionales actuales de notificación periódica para las enfermedades de declaración obligatoria, con inclusión de los eventos que, independientemente de su origen, puedan revestir importancia para la salud pública.

3. Mejoras diversas de las funciones de protección sanitaria en las fronteras, entre ellas la mejora de la capacidad de notificación y respuesta ante eventos de salud pública en el Aeropuerto de Fua'amotu, y la vigilancia y el control de especies de vectores y reservorios en el Aeropuerto de Fua'amotu y el puerto marítimo de Nuku'alofa.

El Reino de Tonga está y seguirá estando comprometido en desempeñar la función que le corresponde en las acciones colectivas que contribuyan a proteger la salud pública de todos los pueblos del mundo. Es mi propósito que los ajustes pendientes se lleven a cabo antes del 31 de diciembre de 2007 o, en todo caso, a más tardar el 15 de junio de 2008.

ÍNDICE ALFABÉTICO DEL REGLAMENTO SANITARIO INTERNACIONAL

Las cifras remiten a las páginas, no a los artículos del Reglamento, como era el caso en la primera edición.